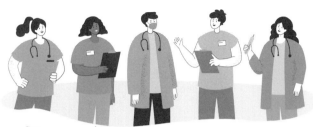

# 医師の
## 労働時間短縮と
## 追加的健康確保措置
## への対応

**医療労務管理研究会 社会保険労務士 渡辺 徹** /編著

LOGICA
ロギカ書房

# はじめに

　医師の健康確保と時間外労働を制限する、いわゆる「医師の働き方改革」が2024年度からスタートしました。各医療機関では、どこまで準備が進んでいたのでしょうか。

　2020（令和2）年度の診療報酬改定では、地域医療の確保を図る観点から、過酷な勤務環境となっている地域の救急医療体制等において一定の実績を有する医療機関に対して、適切な労務管理等の実施を前提に「地域医療体制確保加算」が新設されました。

　ところが、厚生労働省が2023年に実施した「地域医療体制確保加算」を算定している医療機関の調査では、時間外労働時間が月80時間（年960時間相当）以上の医師の割合が、2020年から2022年にかけて増加しているという結果が報告されました。急性期病院の医師に時間外が増えているというのです。

　そこには、多忙な医療現場の声として「医師の確保が難しくなった」、「救急搬送患者が増えた」、「新型コロナ患者の対応に追われた」の他、「宿日直時間が労働時間になった」、「宿直の翌日は業務が免除されるようになった」等の理由が聞こえてきます。

　時間外労働時間が増えたのは、すべての医師の業務負担が増えたからと簡単には片づけられない事情があるようです。その背景にある「医師の宿日直の厳格化」や「適切な労務管理の推進」が、大きな要因の一つであると考えます。

　近年、紙ベースの出勤簿から就業管理システムを導入して出退勤管理に取り組む医療機関が増えてきました。これに伴い、これまで見えなかった労務リスクの見える化や労務管理の効率化が飛躍的な進化を遂げています。さらに、2024年度から医師の時間外労働の上限規制が導入されたことにより、地域医療確保暫定特例水準等においては時間外労働の管理はもとより、勤務間インターバルの遵守等、医師の適切な労務管理が求められています。正に労務管理のリープフロッグ（蛙飛び）現象が起きたといっても過言ではありません。

このように医師の労務管理に重点を置く医療機関がある一方で、痛ましい事件も起きています。

　ある医療機関で起きた医師が過労死した問題で、違法な時間外労働を行わせた疑いがあるとして、当該医療機関を運営する法人とその幹部が書類送検されました。職場風土として「適切な労務管理」が醸成されていない事例のようです。

　本書は、医療機関の幹部の皆さまを始め、医師の働き方改革を推進する役割の皆さま、医師の働き方改革をサポートしている事務職の皆さまが適切な労務管理に取り組むために、各医療機関の実情に合わせた勤務間インターバルや宿日直の取り扱い方、自己研鑽の労働時間該当性の考え方等について、身近な事例や判例を参考にしながら、医療機関の労務管理に詳しい社会保険労務士と法律の専門家が分かりやすく解説しています。

　また、医師の労務管理を適切に行うためのツールとして、最先端の「就業管理システム」の仕組みのご紹介もさせていただきます。

　医師の働き方改革が着実に推進され、それが医師の健康確保と医療機関の健全経営につながることを切に願っています。本書がその一助になれば幸いです。

令和6年8月吉日

渡辺　徹

# 目 次

はじめに

## 第 1 章 | 医師の働き方改革への対応

1.1 少子高齢化の推移と働き方改革… 2

 ⑴ 仕事と育児の両立… 3

 ⑵ 仕事と介護の両立… 5

 ⑶ 働き方改革と職場環境… 5

1.2 医療現場からの相談内容と対応… 6

 ⑴ 適切な労働時間の管理… 6

 ⑵ 労働人口減少による影響… 7

 ⑶ 長時間労働への対応… 7

 ⑷ 課題解決に向けた取組み… 8

## 第 2 章 | 時間外労働上限規制のキモは追加的健康確保措置

2.1 すべての水準の医師に求められる面接指導… 16

 ⑴ 面接指導実施医師… 17

 ⑵ 面接指導の実施内容… 17

 ⑶ 面接指導の実施時期… 19

 ⑷ 副業・兼業を行う医師の面接指導の取扱い… 21

 ⑸ 面接指導の実施環境… 23

2.2 B・C水準の医師に求められる勤務間インターバル… 25

 ⑴ 勤務間インターバルへの対応… 25

 ⑵ 勤務間インターバルの特例… 27

 ⑶ 1日の間に短時間の休息と労働が繰り返されることが予定されている

v

場合の始業の取扱い… 28

(4) 2種類の連続勤務時間制限と勤務間インターバル規制の関係… 29

(5) 当直中に宿日直許可の有無が異なる時間帯がある場合（準夜帯が許可なし、深夜帯が許可あり）… 30

(6) 日中は主たる勤務先のA病院で勤務し、移動を挟んだ後に副業・兼業先のB病院の宿直に勤務する場合… 31

(7) 代償休息への対応… 33

(8) C-1水準が適用される臨床研修医への連続勤務時間制限・勤務間インターバルの基本的な考え方… 38

## 第3章　労働時間の判断基準と宿日直許可基準

3.1　医師の労働時間を巡る裁判例と対策… 42

3.2　「労働時間」の意義… 43

(1) 最高裁平成12年3月9日判決（三菱重工長崎造船所事件）… 43

(2) 「指揮命令下に置かれている」とは… 44

3.3　医師の自主的活動時間… 45

(1) 問題の所在… 45

(2) 厚生労働省の通達… 45

(3) 長崎地裁令和元年5月27日判決（長崎市立病院機構事件）… 48

(4) 医師の自己研鑽の時間についてのその他の判例… 54

(5) 医師の働き方改革において求められる医師の労働時間管理… 56

3.4　宿日直勤務の時間… 59

(1) 問題の所在… 59

(2) 待機時間が労働時間に該当するか… 61

(3) 宿日直許可制度の適用を受けることができるか… 62

(4) 大阪高裁平成22年11月16日判決（奈良県事件）… 65

(5) 宿日直に関するその他の判例… 73

(6) 医師の働き方改革を進める上でとるべき対応… 76

3.5 医師の働き方改革と労働訴訟… 79

3.6 医師の宿日直許可の考え方… 80

(1) 宿日直許可とは… 81

(2) 宿日直許可基準について… 83

(3) 宿日直許可申請について… 86

(4) 宿直業務に関する裁判例の紹介… 86

# 第4章 医師の働き方改革を推進するための5つのステップ

4.1 医師の働き方改革は5つのステップで推進する… 90

4.2 ステップ1 時間外の確認… 92

4.3 ステップ2 意識改革… 94

(1) 病院の事例… 94

(2) 課題解決へのポイント… 95

4.4 ステップ3 業務負担軽減… 96

(1) 病院の事例… 96

(2) 課題解決へのポイント… 98

4.5 ステップ4 労働時間の取扱い（その1：労働時間該当性の判断基準）
… 99

(1) 病院の事例… 99

(2) 課題解決へのポイント… 100

4.6 ステップ4 労働時間の取扱い（その2：宿日直許可の取得）… 105

(1) 病院の事例… 107

(2) 課題解決へのポイント… 108

4.7 ステップ5 勤務シフトの導入… 110

(1) 病院の事例… 111

(2) 課題解決へのポイント… 113

vii

## 第5章 | 医師の働き方改革！実践事例

5.1 200床の二次救急病院の事例… 120

　⑴ 医師の時間外労働時間の実態… 120

　⑵ 労働時間短縮に向けた3つのプラン… 121

5.2 救急外来業務について労働基準法上の宿日直許可を得る… 122

　⑴ 宿日直許可申請の手続き… 122

　⑵ 宿日直中の労働時間の取扱い… 124

5.3 宿直業務を外部の医師に任せる… 126

5.4 ワークシェアを推進し、医師の業務の一部を他職種に任せる… 127

5.5 700床の高度急性期病院の事例… 130

　⑴ 医師の時間外労働時間の把握… 131

　⑵ 医師を中心とする会議体の設置… 133

5.6 医師の業務負担軽減の取組み… 134

　⑴ 逆紹介の推進… 134

　⑵ 医師の署名、承認の簡略化… 135

　⑶ 代行入力の拡大… 138

　⑷ クリニカルパスの代行入力… 139

5.7 他職種の取組みと新たな課題… 140

　⑴ 他職種の取組み… 140

　⑵ 新たな課題… 142

## 第6章 | 医師の働き方改革に関するトピックス

6.1 診療報酬改定と働き方改革… 146

　⑴ 地域医療体制確保加算の見直し… 146

　⑵ 特定集中治療室管理料の見直し… 146

(3) 処置及び手術の休日加算 1 等の見直し… 149

6.2 医療機関が遵守すべき安全配慮義務… 151

6.3 救急部門のタスク・シフト… 153

6.4 公立病院における医師事務作業補助者確保の課題… 154

(1) 医師事務作業補助者等の採用に関する課題… 155

(2) 採用における民間病院と公立病院の違い… 155

(3) 医師事務作業補助者等を確保するためには… 156

## 第7章 医師の働き方改革は「就業管理システム」で推進する

7.1 就業管理システム導入の必要性… 160

7.2 労働（滞在）時間を把握する仕組み… 161

(1) IC カード型タイムレコーダ（KS4200）… 161

(2) 生体認証型（指静脈）タイムレコーダ（KS4200FV2）… 162

(3) 生体認証型（手のひら静脈）タイムレコーダ（KS05）… 163

(4) スマートフォンタイムレコーダ… 163

(5) 外部システム（ビーコン）との連携… 164

7.3 医師の勤務計画の作成… 165

(1) 変形労働時間制への対応… 165

(2) 勤務計画作成の支援機能… 166

7.4 労働時間および自己研鑽等の把握… 167

(1) 時間外申請および労働時間以外の時間を把握する仕組み… 167

(2) 副業・兼業先の労働時間の把握… 168

7.5 勤務間インターバルと代償休息の管理… 169

(1) 代償休息の付与… 169

(2) 代償休息付与の自動化… 170

(3) 休日への代償休息の充当… 172

(4) 代償休息の付与状況を把握する仕組み… 172

⑸　労働時間を通算した勤務間インターバルの確保… 173

　7.6　勤務状況をフィードバックする仕組み… 175

　　⑴　警告メッセージ機能… 175

　　⑵　データ抽出とレポート機能… 177

**巻末資料**… 181


※本書は、2024 年度に導入された医師の時間外労働の上限規制に対応しています。

# ■執筆担当一覧

第1章　医師の働き方改革への対応

　　1.1　少子高齢化の推移と働き方改革　（山内里佳）

　　1.2　医療現場からの相談内容と対応　（森本智恵子）

第2章　時間外労働上限規制のキモは追加的健康確保措置

　　2.1　すべての水準の医師に求められる面接指導　（工藤祐介）

　　2.2　B・C水準の医師に求められる勤務間インターバル　（渡辺　徹）

第3章　労働時間の判断基準と宿日直許可基準

　　3.1　医師の労働時間を巡る裁判例と対策　（渡邊健司）

　　3.2　「労働時間」の意義　（渡邊健司）

　　3.3　医師の自主的活動時間　（渡邊健司）

　　3.4　宿日直勤務の時間　（渡邊健司）

　　3.5　医師の働き方改革と労働訴訟　（渡邊健司）

　　3.6　医師の宿日直許可の考え方　（川口　潤）

第4章　医師の働き方改革を推進するための5つのステップ

　　4.1　医師の働き方改革は5つのステップで推進する　（渡辺　徹）

　　4.2　ステップ1　時間外の確認　（渡辺　徹）

　　4.3　ステップ2　意識改革　（渡辺　徹）

　　4.4　ステップ3　業務負担軽減　（渡辺　徹）

　　4.5　ステップ4　労働時間の取扱い（その1：労働時間該当性の判断基準）　（渡辺　徹）

　　4.6　ステップ4　労働時間の取扱い（その2：宿日直許可の取得）　（渡辺　徹）

　　4.7　ステップ5　勤務シフトの導入　（渡辺　徹）

第5章　医師の働き方改革！実践事例

　　5.1　200床の二次救急病院の事例　（渡辺　徹・阪野洋平・藤浦威明）

　　5.2　救急外来業務について労働基準法上の宿日直許可を得る　（渡辺　徹・阪野洋平・藤浦威明）

　　5.3　宿日直業務を外部の医師に任せる　（渡辺　徹・阪野洋平・藤浦威明）

　　5.4　ワークシェアを推進し、医師の業務の一部を他職種に任せる　（渡辺　徹・阪野洋平・藤浦威明）

　　5.5　700床の高度急性期病院の事例　（渡辺　徹・阪野洋平・藤浦威明）

5.6 医師の業務負担軽減の取組み （渡辺　徹・阪野洋平・藤浦威明）

5.7 他職種の取組みと新たな課題 （渡辺　徹・阪野洋平・藤浦威明）

第6章　医師の働き方改革に関するトピックス

6.1 診療報酬改定と働き方改革 （渡辺　徹）

6.2 医療機関が遵守すべき安全配慮義務 （渡辺　徹）

6.3 救急部門のタスク・シフト （渡辺　徹）

6.4 公立病院における医師事務作業補助者確保の課題 （渡辺　徹・藤浦威明）

第7章　医師の働き方改革は「就業管理システム」で推進する

7.1 就業管理システム導入の必要性 （株式会社 WorkVision）

7.2 労働（滞在）時間を把握する仕組み （株式会社 WorkVision）

7.3 医師の勤務計画の作成 （株式会社 WorkVision）

7.4 労働時間および自己研鑽等の把握 （株式会社 WorkVision）

7.5 勤務間インターバルと代償休息の管理 （株式会社 WorkVision）

7.6 勤務状況をフィードバックする仕組み （株式会社 WorkVision）

# 第 1 章

## 医師の働き方改革への対応

第1章　医師の働き方改革への対応

## 1.1　少子高齢化の推移と働き方改革

近年、我が国では少子高齢化が顕著に進展しており、2008年をピークに人口減少時代を迎えています。少子高齢化の急速な進行は、労働力人口の減少を始め、地域社会の活力低下、インフラの保守不全等、社会経済にも未曾有の影響をもたらしています。

1990年代の15〜64歳の労働力人口は8,614万人でしたが、2020年には7,509万人まで減少し、今後もさらに減少が見込まれています。特に少子化により、将来を期待される若い労働力人口が減少傾向となっています（図表1.1）。

こうした問題の対策として国は「働き方改革」を推進して、労働力不足を解消するために、労働環境の改善による労働力の増加、出生率の改善、労働生産

図表 1.1

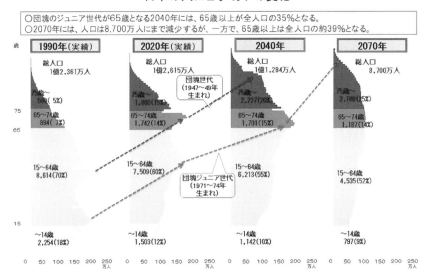

日本の人口ピラミッドの変化

出所：総務省「国勢調査」国立社会保障・人口問題研究所「日本の将来推計人口（令和5年推計）」（出生中位（死亡中位）推計）

性の向上を目指しています。各分野では様々な取組みが施行される中、医療機関では 2024 年から医師の時間外労働の上限規制の適用が始まりました。

　医療分野においても労働力の不足を補う手段として DX（デジタルトランスフォーメーション）を導入することで、業務の効率化や多職種で情報共有と連携等を推進し、長時間労働を抑制してより安心・安全で働きやすい職場環境を構築することが求められています。また、医療現場でも育児や介護、病気治療等で仕事と両立させて従事している多くのスタッフが存在しますが、貴重な人材に公的な制度や社内制度を上手に活用していくことは、離職の防止や労働力の確保につながる対策になります。

## (1) 仕事と育児の両立

　2021（令和 3 年）6 月に育児介護休業法の改正において、これまでより柔軟に育児休業を取得できる環境が整いました。2021 年の実績では女性の育児休業取得率 85.1 ％に対し男性の育児休業取得率は 13.97 ％となっていますが、政府目標としては 2025 年までに男性の育児休業取得率を 50 ％に、2030 年に 85 ％としています（**図表 1.2**）。

　2021 年の育児介護休業法の改正で原則の 1 歳までの休業は 2 回に分割して取得ができるようになり、さらに男性については別に出生時育児休業制度が新設されました（**図表 1.3**）。出生時育児休業制度は子の出産後 8 週以内に通算して 4 週間を 2 回に分けて取得することができます。これにより、妻と交代で夫が育休を取得することが容易になり妻のキャリアを守るという点でプラスになります。また、夫の休日の家事・育児時間別にみた第 2 子以降の出生割合も夫の休日の家事・育児時間が 6 時間以上の場合は 88.8 ％であるのに対して、家事・育児時間がない場合は 36.4 ％となっています。大学 3 年生に取ったアンケートでは男子学生の 61.3 ％が育児休業を取得して子育てをしたいと回答しており、ワークだけでなく自身のライフも重視していることが分かります。（マイナビ 2023 年卒業大学生のライフスタイル調査より）

　これからの若い優秀な人材に持てる力をしっかり発揮してもらうためにはラ

第 1 章　医師の働き方改革への対応

図表 1.2

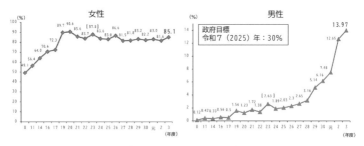

出所：厚生労働省「雇用均等基本調査」

図表 1.3

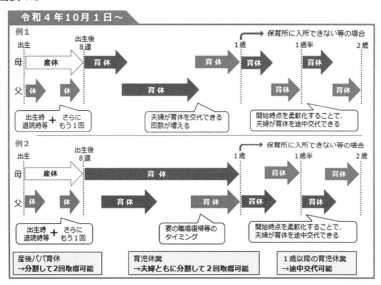

出所：厚生労働省リーフレット

イフの充実が大切になります。

## (2) 仕事と介護の両立

2023 年 9 月に総務省から発表された日本の人口総計では、総人口に占める高齢者（65 歳以上）の年齢区分の比率が 80 歳以上 10.1 ％、75 歳以上 16.1 ％、65 歳以上 29.1 ％となり、65 歳以上が世界で最も多い国となりました。次いでイタリアの 24.5 ％、フィンランドの 23.6 ％であり、日本は世界でも突出した高齢化率の高い国となっています。

2040 年には団塊世代ジュニアが 65 歳となり、これが 2040 年問題といわれるものです。2040 年には、総人口に占める高齢者の割合が 34.8 ％と推計されており、まさに超高齢化社会を迎えることになります。国民の 3 人に 1 人が 75 歳以上となり、生産年齢人口 1.5 人で高齢者 1 人を支えなければならなくなります。こうした高齢者の増加とともに、一方ではその家族への介護の負担が懸念される等、生活環境にも大きな影響が出てきます。総務省の 2022 年の調査では、家族の介護・看護を理由とした離職者が 2021 年の 1 年間で 10 万 6 千人にも達しています。

離職者の介護が必要となった主な要因として最も多いのが「認知症」、次いで「高血圧」、「高齢による衰弱」となっています。介護を要する期間は、個人差はありますが 1 年から 3 年が最も多く、平均では 5 年 1 カ月となっています。

## (3) 働き方改革と職場環境

今後も加速する高齢化の進展とともに、医療現場でもスタッフ家族の介護等が突然必要となって、やむを得ず職場を離れなければならないことも予測されます。育児・介護保険の制度やそれに関連する病院内の制度の周知、気軽に相談できる窓口等、仕事との両立を支援するために職場風土の醸成が不可欠となります。貴重な人材を手放すことなく、公的な制度や内部制度の活用を上手に促していくこと等、風通しが良い安心して働き続けられる職場環境を構築し

て、離職の防止や労働力の確保に努めることも大切なことです。

　また、一時的な離職者がある場合でも、業務が停滞することなく円滑に遂行するためには、業務の効率化を始め、情報の共有化、業務の属人化解消による標準化を日頃からしっかりと推進していくことが望まれます。

## 1.2　医療現場からの相談内容と対応

　2024年4月労働時間の上限規制がいよいよ猶予措置であった医師にも適用されました。今まで青天井であった時間外労働が「法律化」されたということです。医師の働き方にかかる法律は労働基準法や労働安全衛生法、医師法および医療法と多岐にわたっており、それぞれの法律の目的が異なるが故に複雑になっているように感じます。

　今まで医師の長時間労働の犠牲の上に成り立ってきていた「医療」ですが、長時間労働による健康被害や過労死、自殺等の労働災害防止のため、医師の働き方改革が待ったなしに進んでいます。今回は医師の働き方改革を進めていくために考慮すべく、現状課題、取組み、そして解決後に迎える結果について日々受ける相談内容を踏まえてお話します。

　まず、現状の課題から論じましょう。

### (1)　適切な労働時間の管理

　一つ目の課題は適切な「労働時間管理」です。一般企業では当たり前の勤怠管理ですが、数年前まで医師についてはいちいちタイムカードでの打刻やICカードによる出退勤の記録を取るということは習慣としてありませんでした。以前、関わらせていただいた大学病院で、ある診療科の教授が1か月以上病欠でお休みされていたが勤怠管理がなされていなかったので管理課も気付くことなく、そのまま欠勤控除せずに給与が全額支払われたという出来事があったくらい労働時間管理は重要視されていませんでした。

　かろうじて時間外のみ別途申告するという仕組みがある程度の勤怠管理でし

たが、それも「面倒くさい」、「年俸制だから給与額変わらないし…」と申告を
されない医師も散見され、正確に医師の労働時間を把握している医療機関はほ
ぼない状態であったと認識しています。

　そして、ここにきて労働時間把握といわれても、日勤は診療に入り病棟回診
や手術を行い、診療計画や方針を考え、診察予習やサマリー作成のため電子カ
ルテとにらめっこ。さらには、学会準備や論文作成のため資料集めと日々なん
とかやりくりしているのに「労働時間になるもの・労働時間にならないもの」
を分けて勤怠管理することになったといわれても簡単に行える仕組みでなけれ
ば到底受け入れられる状態ではありません。

## (2) 労働人口減少による影響

　二つ目の課題は「労働人口減少」です。1992年の労働人口ピークと比べ
2065年には当時の約半数の労働人口になるといわれています。少子高齢化と
いわれるように年々出生人数は減り続けており、高齢化については増加ではな
く人数は横ばいが予測されています。人数が横ばいということは人口割合で考
えると、少なくなっていく医療従事者で今と変わらない高齢者の医療を支える
ということになります。医療は年々高度化しており、医療機器を取り扱う難易
度も上がってきています。このような人材不足が叫ばれる状況で、労働時間を
短縮していくのは至難の業です。

## (3) 長時間労働への対応

　三つ目の課題は「長時間労働」です。医師国家試験に合格したからといっ
て、一人前の医師になるには一定の時間と経験が必要になります。そのため、
臨床研修医や専攻医といわれる若手医師が、当直のファーストタッチを担い地
域医療を守っています。しかも、全国に医療機関はまんべんなく存在している
わけでもなく、医師も均等に配属されているわけではありません。そのため、
医師が少ない地域は必然的に臨床研修医や専攻医の当直回数が多くなり長時間
労働が常態化しているのです。地域医療が崩壊しないために地域医療連携等、

第1章 医師の働き方改革への対応

地域で医療を考えていかなくてはなりませんが、診療報酬や病院機能、患者との関係等、地域の医療機関が満足できる具体的な計画を自治体が提示できない現状では、長時間労働に対する行政の支援を受けることは困難です。患者のコンビニ受診について、患者自身に気付いてもらうよう、地道な情報の発信も引き続き必要です。

ただ一方で、長時間労働に密接に関係する「当直」ですが、医師の重要な収入源の1つとなっています。医師が足りない医療機関と収入を増やしたい医師との利害関係が一致しているのは事実で、実質的な収入減となる現状に不満を持っている医師も少なくありません。しかし、今回の医師の労働時間上限規制は、法律改正によって取り締まられることになりますので、法律に沿った運用をしなくては「法律違反」となります。

## (4) 課題解決に向けた取組み

これら三つの課題の解決に向けた取組みについて、考えていきましょう。まず「労働時間管理」に関する取組みです。2017年に厚生労働省が「労働時間の適正な把握のために使用者が講ずべき措置に関するガイドライン」を出しています。これは一般職の労働者に先駆けて周知されていますが、対象は全労働者で医師も含まれています。今まで事業所ごとに判断していた部分や責任の所在を明らかにしたガイドラインです。このガイドラインによると、「客観的に」時間記録をすることが求められているので出勤簿に印鑑を押すだけであったり、そもそも出勤しているとして管理をし、労働時間把握をしないということは認められません。

医師の働き方改革を成功させる第一関門は、この労働時間管理をいかに適正に正確に把握するかが重要なカギとなります。労働時間管理が適正になされることにより、正確な現状把握ができ、法律に満たない現状や今後目指すべき医療機関となるために何をしなければならないのかが決まります。そのためにはまず「意識改革」が必至です。医師の働き方改革が進んでいる医療機関は、トップダウンで学長・理事長・院長等管理者が働き方を推進するという強い

メッセージを発信しています。そのメッセージを受けて実働で動くプロジェクトメンバーが、一定の権限を持ったうえで推進するとうまくいく傾向があります。

　「忙しい先生に手間になることをお願いできません」という事務方の話や「監督署に入られても今まで何とかなったから…」というプロジェクトメンバーの話をよく耳にします。今までは労働時間の上限は「大臣告示」といって判断指針でしかありませんでした。2024年4月からは「法律」になります。今までの行政折衝の成功体験は、全く通用しなくなります。プロジェクトメンバーの方々の前出の話は相談対応している私たちは何度も耳にしているので課題として認識はしていますが、できなかったとしても仕方がないという判断がなされることはありません。労務に関する法律は、違反があれば是正するしかありません。是正について見解の相違や説明内容により、許されたり許されなかったりということはないのです。そのため労働時間管理は、「どうしたら対応してもらえるのか」という人を動かすスキルも必要になります。


　次に「労働人口減少」に対する取組みです。遠くない未来、日本は今一緒に働いている同僚が約半分から多くて7割になるイメージでしょうか。今ある業務をそのままに働く人が少なくなれば、当然超過労働になりますし労働者の負担は半端ありません。場合によっては人が多い医療機関に人材が集中し、激務になる人手が足りない医療機関の多い医療圏に住む患者は、医療難民になる可能性もあります。

　そのため、医療機関において予め業務改善を進めていく必要があります。日々の業務が忙しいのは重々承知しておりますが、業務の棚卸をして「3M（ムダ・ムリ・ムラ）、無くす、変える」業務を洗いだす必要があります。製造業の手法ではないかと言われますが、業務の棚卸はどの業界でも使うことができます。そして分類の仕方や整理の仕方によっては後進の教育ツールの1つとして使うことができるのです。つまり「できること」と「できないこと」を各個人ごとに管理することにより、業務レベルや業務の振り分けを均等に進める

ことにより全体の業務の平準化ができ、不足しているスキルを今後教育していくということが可能になります。また、今まで自身がしていた業務をこの段階で権限委譲することによりシフトダウンすることも可能になります。

国としても法律改正も視野に入れながら、医師の業務をコメディカル（看護師等）へタスク・シフト／シェアすることを進めています。手術等、医師が必ず携わらなくてはならない業務は仕方ありませんが、「医師でなくとも可能な業務」を積極的にコメディカルにシフトすることにより、医師の時間を空け、またシフトされた業務を受けるコメディカルの受け皿も用意しながら、特定の人に負荷がかからないようにタスク・シフト／シェアは進めていく必要があります。すべてが始めからうまくいくことはありませんのでPDCAのフレームワークを使い問題点を解決する計画を立て行動する、検証する、改善する…うまくいけばルールにしてしまう、うまくいかなければ再度PDCAを回していくことになります。

ITやIoTの導入で人の手を使わずに業務を軽減する手段を選択される医療機関も増えてきました。ただ、AIは「お金がかかること」、「学習させること」が必要になります。例えばAI問診機器を導入しても、使い始めにおいて確認や訂正が頻出します。そこで「使えない」と諦めるのではなく、繰り返し教えて知識を増やしていくということも大切です。労働人口問題は緩やかですが、必ずやってくる未来です。牛歩のようであったとしても、取りかからなければならない問題です。

最後に「長時間労働」への取組みです。労働基準法第141条第2項と第3項による特例水準の医療機関に指定されたとしても、1,860時間が時間外の上限です。また、A水準の医療機関についても960時間の法律の蓋がかかるため、今までのように時間外労働は応召義務があるから仕方ない、患者が運ばれてくるから仕方ないでは通用しなくなります。そのため、代務医師に宿日直許可業務を依頼している医療機関は「宿日直許可」を取得することを本院より依頼されたり、確認される機会が増えてきました。宿日直許可を労働基準監督署から認めてもらうメリットは、宿日直に従事する時間が労働時間としてカウントし

なくてもよいということ、通常の賃金ではなく手当で対応できることです。ただ、行政より許可をもらうので基準はもちろんありますし、許可を受けた後は許可どおりに運用する必要があります。寝当直の医療機関は積極的に取得するとよいでしょう。二次救急医療機関でも常時忙しいわけではないのであれば、時間帯や診療科、管理当直や上級医についての宿日直許可の検討をしていくとよいです。

　現在、年間 1,860 時間を超える時間外労働をこなしている医師も存在しており、そのような働き方を余儀なくされている医師の休息を守るため勤務間インターバルの制度や代償休息が医療法に規定され、医療監視の対象となります。勤務間インターバルは原則（日勤・宿日直許可あり当直）と例外（宿日直許可なし当直）があり、それぞれインターバルの時間が異なっています。勤務間インターバルおよび代償休息についての相談内容が複雑化してきました。各医療機関の特徴ごとにどのように運用したら法律を遵守できるのか個別具体的に考えなくてはなりません。医師の休息を確保することが目的になりますので勤務間インターバルが取れればいい、代償休息で対応すればよいのではなく無理なく働ける仕組みづくりが必要です。


　まとめに入る前に、ここで「取組み」、「仕組み」とは何か今一度確認しましょう。

　厚生労働省がいきいき働く医療機関サポート Web「いきサポ」というサイトを開設しています。この「いきサポ」には、法律改正や制度説明の他勤務環境の改善に役立つ情報や医療機関の取組み事例である「好事例」が紹介されています。取組み事例の検索は医療機関の特徴や病床数、職員数および取組みの内容・結果について絞り込みで検索をかけることができます。つまり自院に近い医療機関の取組み事例を検索していくことができるということです。

　高度経済成長期は言われたことを忠実に行えば評価され、今までの経験に基づいた成功事例を踏襲すれば成功する確率が非常に高かった時代でした。そのため、同様の業態の医療機関が爆発的に増えたのもこの時代の特徴でもありま

第 1 章　医師の働き方改革への対応

した。

　しかし、現在、VUCA[1]の時代であるといわれるように、私たちを取り巻く課題は複数の要因が組み合わさっているため、いままでの成功事例をそのまま適用するようなシンプルな方法での解決が難しくなりました。そのため、今までの成功体験や他院の好事例の横展開の取組みだけではうまくいかないことがあるということを認識する必要があります。全国一つとして全く同じ医療機関は存在しないため、好事例を横展開するときも「どこが同じでどこが違うのか？」という構成要素を一つひとつ検討していく必要があるのです。

　仕組みは「ツール（道具）」です。労働時間削減等の各医療機関独自の目的達成のためにどのような仕組みを採用するのか、どのような取組みをすれば目的が達成できるのかを考えなくてはなりません。ロジカル・シンキングの手法やPDCAを回すということが有効になります。


　最後に、取り上げました課題について必要な取組みが行われたらどのような結果が得られるのか考えていきましょう。

　ワーク・ライフ・バランスの側面から見ますと、現状多くの医師は一般の職種の方と比べると「仕事」に比重が傾いていると言えます。ワーク・ライフ・バランスは "誰もがやりがいや充実感を感じながら働き、仕事上の責任を果たす一方で、子育て・介護の時間や、家庭、地域、自己啓発等にかかる個人の時間を持てる健康で豊かな生活ができるよう、今こそ、社会全体で仕事と生活の双方の調和の実現を希求していかなければならない"（仕事と生活の調和（ワーク・ライフ・バランス）憲章　内閣府　男女共同参画局 仕事と生活の調和推進室「仕事と生活の調和推進」サイトより抜粋）と定義されていますが、医師が生活の質（QOL）についてどのような生活が自身にとって幸せなのかを考える機会はとても少ないように感じます。

---

1：VUCAとは、「Volatility（変動性）」「Uncertainty（不確実性）」「Complexity（複雑性）」「Ambiguity（曖昧性）」の単語の頭文字をとった言葉。2016年に開催された世界経済フォーラム（ダボス会議）で「VUCAワールド」という言葉が使われ、「今はVUCAの時代だ」ということが世界の共通認識となっている。

1.2 医療現場からの相談内容と対応

　医師の働き方について今までの価値観や組織風土を捨て、新たな仕組みを取り入れ、取り組むことでいかに生産性を高めながら個人が求める QOL を実現するのかを解決していかなくてはなりません。未来に向けて医療に対する「志」や「自己実現欲求」を大切に、共に働くスタッフが協力し合いながら今ある不安や問題を共に取り除きながら前に進むことによって、現在抱えている課題や今後浮かび上がってくる問題に立ち向かわなくてはなりません。

　先に述べました取組みを積極的に進めることによって課題を解決し、医師をはじめとした医療従事者がより良い生活の質を得られることを願っております。

# 第2章

## 時間外労働上限規制の
## キモは追加的健康確保措置

第2章　時間外労働上限規制のキモは追加的健康確保措置

## 2.1　すべての水準の医師に求められる面接指導

　2024年4月から、診療に従事する医師を雇用する医療機関の管理者は、時間外・休日労働時間が月100時間以上になると見込まれる医師に対して、健康状態を確認し、必要に応じ就業上の措置を講ずることを目的とした、面接指導の実施が必要となりました。この面接指導は、A[2]、B[3]、連携B[4]、C-1・C-2[5]、すべての水準に求められています。医師に対する面接指導は、労働基準法施行規則（以下、「労基則」という。）、医療法、労働安全衛生法（以下、「安衛法」という。）において、それぞれ定められています。

　これら3つの面接指導の関係ですが、労基則、医療法の面接指導は、「管理者」が実施主体であり、面接指導の要件等も同一であることから、同一の面接指導として実施可能です。一方、安衛法の面接指導は実施主体が「事業者」であり、労基則、医療法の面接指導とは実施主体が異なっていることから、これらを同じものとして取り扱うことはできません。それでは、これらは別々に実施しなければならないのかという疑問が生じますが、労基則、医療法の面接指導を受けた医師が、その結果を証明する書面を事業者に提出すれば安衛法の面接指導も実施済みと取り扱われるため、別々に実施する必要はありません。

　なお、医療法の面接指導は、追加的健康確保措置として実施が管理者の義務とされているのに対して、労基則の面接指導は、医師に月100時間以上の時間外・休日労働を行わせるための要件になります。このため、労基則の面接指導が行われないまま、医師に月100時間以上の時間外・休日労働をさせた場合、当該労働が36協定で締結された特別延長時間の上限の範囲内であったとしても、労働基準法第141条第3項[6]違反となることに注意が必要です。ただし、

---

2：一般の勤務医向けの水準
3：地域医療確保に欠かせない機能（3次救急等）を持つ医療機関の医師向けの水準
4：地域医療確保のために派遣され、通算で長時間労働となる医師向けの水準
5：臨床研修医・専門研修中の医師や高度専門的な知識・手技の修練に一定の期間集中的に取り組む医師向けの水準

特定労務管理対象機関[7]において勤務する医師以外の医師については、疲労の蓄積が認められない場合は、時間外・休日労働時間が 100 時間に達するまでの間又は 100 時間以上となった後に、遅滞なく面接指導を行うことも可能となっています。

## （1） 面接指導実施医師

　面接指導は、以下の条件を満たす面接指導実施医師が行います。
○面接指導対象医師が勤務する病院又は診療所の管理者ではないこと
○医師の健康管理を行うのに必要な知識を修得させるための講習を修了していること
　上記要件を満たす医師であれば、誰でも面接指導を行うことができます。
　面接指導実施医師が、面接指導を受ける医師の勤務先以外に所属する医師であっても問題ありません。
　また、面接指導実施医師は産業医である必要はなく、産業医であっても要件を満たしていなければ面接指導実施医師となることはできません。
　なお、面接指導を受ける医師が、安心して面接指導を受けられ、本人の健康確保につながるよう、直接の上司が面接指導実施医師とならないよう配慮することが望ましいと言えます。
　面接指導実施医師の要件である講習は、面接指導実施医師養成ナビ[8]において受講可能です。

## （2） 面接指導の実施内容

### 1） 面接指導の流れ

　面接指導は、時間外・休日労働が月 100 時間以上となる見込みの医師につい

---

6 ：労働基準法第 141 条第 3 項では「第 36 条第 1 項の協定で定めるところによって労働時間を延長して労働させ、又は休日において労働させる場合であっても、同条第 6 項に定める要件並びに労働者の健康及び福祉を勘案して厚生労働省令で定める時間を超えて労働させてはならない」と定められている。

7 ：B、連携 B、C-1・C-2 水準のいずれかの指定を受けた医療機関

8 ：面接指導実施医師養成ナビの参照先：https://ishimensetsu.mhlw.go.jp/

て、管理者が勤務の状況、睡眠の状況、疲労の蓄積の状況および心身の状況等の確認を行い、これらの情報を面接指導実施医師に提供したうえで実施します（**図表 2.1**）。実施後記載が必要となる面接指導結果および意見書は、面接指導対象医師が健康で安心して働くための支援が必要か否かについて判断し、記載することが重要です。

なお、記載にあたっては事業所の産業医や、必要に応じて上司や衛生管理者から得た情報を考慮したうえで記載することが望ましいとされています。

管理者は、提出された意見書を基に、労働時間の短縮、宿直回数の減少、その他医師の健康確保のために必要となる就業上の措置を講じなければなりません。

面接指導は、医師の働き方を含む職場環境を見直す有用な機会です。形式的に面接指導を行うことなく、職場環境改善に活用されることが期待されます。

最終的に、管理者は、面接指導の結果を記録した書面又は電磁的記録を 5 年間保存する必要があります。

**図表 2.1**

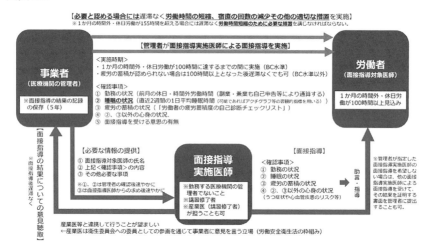

出所：令和 5 年 10 月 12 日　第 18 回　医師の働き方改革の推進に関する検討会　参考資料 1 − 1　長時間労働医師への健康確保措置に関するマニュアル（改訂版）

## 2) 面接指導における確認事項

　面接指導を適切に行うため、面接指導実施医師は、医療機関の管理者から以下の面接指導対象医師に関する情報提供を受けている必要があります。

　イ）氏名

　ロ）勤務の状況

　ハ）睡眠の状況

　ニ）疲労の蓄積の状況

　ホ）心身の状況

　ヘ）その他、面接指導を適切に行うため必要と認めるもの

　なお、面接指導においては、上記ロ）からホ）について確認する必要があります。

## (3) 面接指導の実施時期

　面接指導は、時間外・休日労働が月 100 時間以上となる前に行う必要があります。なお、前月に時間外・休日労働が 80 時間を超えた医師は、当月の時間

図表 2.2

| 水準 | A水準 | A・B・連携B・C水準 | B・連携B・C水準 |
|---|---|---|---|
| 時間外・休日労働が100 時間以上となる頻度 | 低　　　　　　　　　　　　　　　　　　　　　　　　　　高 | | |
| 睡眠及び疲労の状況の事前確認の実施時期 | 当該月の時間外・休日労働が 80 時間を超えた後 | ある程度の疲労蓄積が想定される時期（当該月の時間外・休日労働が 80 時間前後となる時期が望ましい）※ただし、当該月の時間外・休日労働が 100 時間に到達する前に実施しなければならない。 | 毎月あらかじめ決めておいた時期に行うことも可能※ただし、当該月の時間外・休日労働が 100 時間に到達する前に実施しなければならない。 |
| 面接指導の実施時期 | 事前確認で一定の疲労の蓄積が予想される場合<sup>注）</sup>は、当該月の時間外・休日労働が 100 時間に到達する前に実施しなければならない。 | | |

19

## 図表 2.3

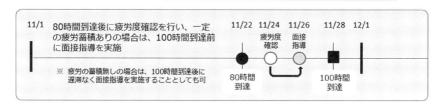

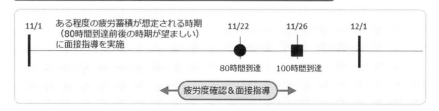

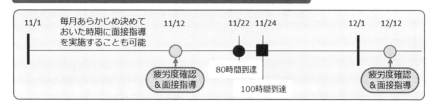

出所：厚生労働省「医師の働き方改革 2024 年 4 月までの手続きガイド」

外・休日労働が 100 時間以上となることも念頭に置き、予め面接指導の実施時期を決めておく等の対応が推奨されています（**図表 2.2・図表 2.3**）。

　A 水準適用医師は、事前確認で一定の疲労の蓄積が予想されなければ、時間外・休日労働が月 100 時間以上となった後、遅滞なく実施することも可能です。

　一定の疲労蓄積が予想されるとは、下記のいずれかに該当した場合です。

① 前月の時間外・休日労働時間：100 時間以上
② 直近 2 週間の 1 日平均睡眠時間：6 時間未満

## 2.1 すべての水準の医師に求められる面接指導

③ 労働者の疲労蓄積度自己診断チェックリスト（2023年改正版）：自覚症状がⅣ又は疲労蓄積度の点数が4以上
④ 面接指導の希望：有

### (4) 副業・兼業を行う医師の面接指導の取扱い

労働時間を通算し、1カ月の時間外・休日労働が100時間以上となることが見込まれる場合、自院だけではなく、副業・兼業先の医療機関にも面接指導を実施する義務が生じ、面接指導実施医師の意見書に基づき、就業上の措置を実

**図表 2.4**

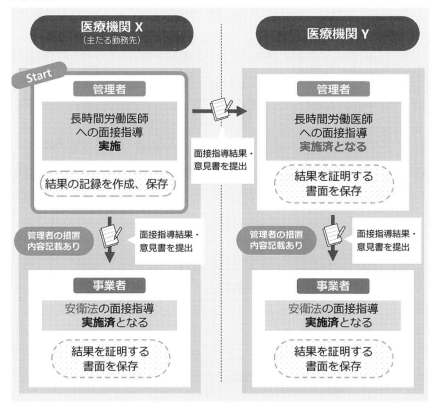

出所：厚生労働省「医師の働き方改革 2024年4月までの手続きガイド」

第 2 章　時間外労働上限規制のキモは追加的健康確保措置

施することが義務づけられます。ただし、勤務先の医療機関のうちの一つで面接指導を受けた場合、他の勤務先に面接指導の結果を証明する書類を提出することにより、提出を受けた勤務先の医療機関においても面接指導実施済みと取り扱うことができます（**図表 2.4**）。

　面接指導の結果を証明する書類の提出は、原則として面接指導対象医師が行いますが、管理者は面接指導対象医師の同意があれば、事業者や他の医療機関

**図表 2.5**

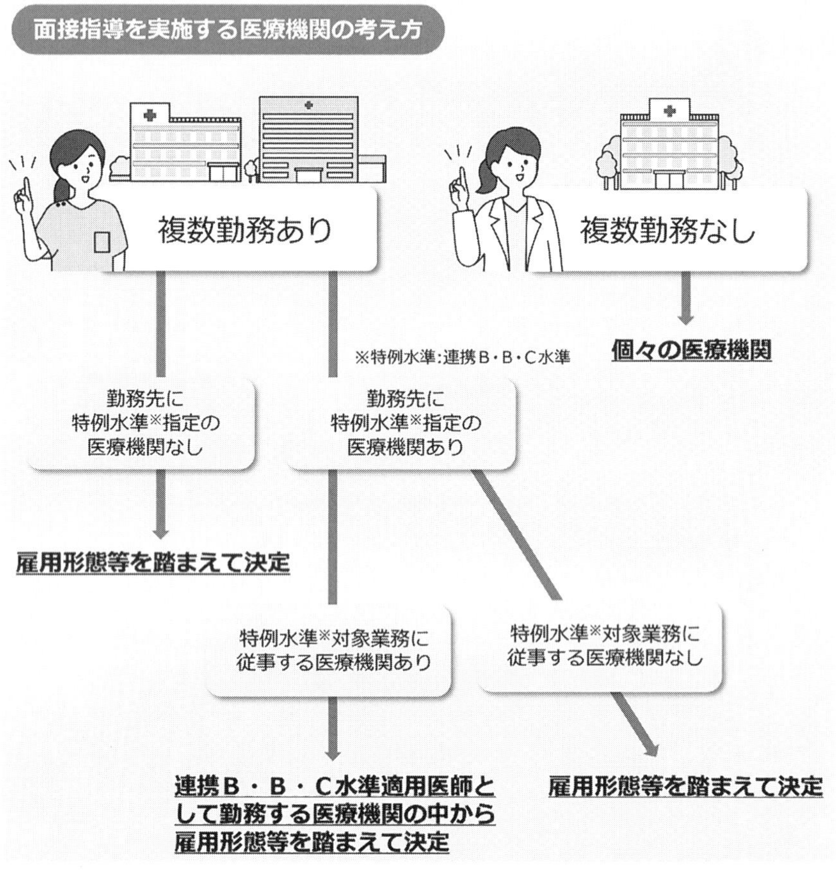

面接指導を実施する医療機関の考え方

複数勤務あり

複数勤務なし

※特例水準：連携Ｂ・Ｂ・Ｃ水準

個々の医療機関

勤務先に
特例水準※指定の
医療機関なし

勤務先に
特例水準※指定の
医療機関あり

**雇用形態等を踏まえて決定**

特例水準※対象業務に
従事する医療機関あり

特例水準※対象業務に
従事する医療機関なし

**連携Ｂ・Ｂ・Ｃ水準適用医師と
して勤務する医療機関の中から
雇用形態等を踏まえて決定**

**雇用形態等を踏まえて決定**

出所：厚生労働省「医師の働き方改革 2024 年 4 月までの手続きガイド」

2.1 すべての水準の医師に求められる面接指導

に提出を代行することができます。

なお、面接指導対象医師が、副業・兼業先の管理者に面接指導の結果を証明する書類を提出しなかった場合、副業・兼業先の管理者は別途面接指導を行うことになるため注意が必要です。

どの医療機関が面接指導を実施するのかは、特例水準の医師として勤務しているか、正規雇用として勤務しているか等の事実を踏まえて決定する必要があります（**図表 2.5**）。勤務先のすべてが A 水準適用の医療機関の場合、常勤で勤務している医療機関で面接指導を実施することが推奨されています。また、連携 B 水準・B 水準・C 水準で勤務する医療機関が含まれる場合は、連携 B 水準・B 水準・C 水準の業務に従事する医療機関にて面接指導を行うことが推奨されています。

いずれの場合も、事前に医療機関間で話し合い、最終的には医師本人の選択に基づいて決定していく必要があります。

## (5) 面接指導の実施環境

面接指導はプライバシーが確保される場所で実施する必要があり、また、面接指導対象医師とのやりとりやその様子を確認することにより、疲労やストレスの状況、その他心身の状況を把握し、必要な指導や就業上の措置に関する判断を行うものであることから、原則として対面で行う必要があります（**図表 2.6**）。

しかしながら、面接指導に用いる情報通信機器、面接指導の実施方法等について留意し、面談指導実施医師が表情やしぐさ等を確認できること等、一定の条件を満たせばリモートによる面接も可能です。

ただし、施設外でリモート面接を行う場合は、それぞれが個室を確保したうえで面接を行う等の方法により、プライバシーの確保に留意する必要があります。また、個人情報管理の点から、リモート面接に使用するシステムに関しては院内の衛生委員会等を活用し議論を行い、適切な安全管理措置を講じる必要があります。

23

第 2 章　時間外労働上限規制のキモは追加的健康確保措置

図表 2.6

| | 対面 | | リモート面接*1 | |
|---|---|---|---|---|
| | （1） | （2） | （3） | （4） |
| | 施設内 | 施設外 | 施設内 | 施設外 |
| 実施場所 | | | | |
| 面談対象医師<br>（労働者） | 院内 | 院外 | 院内*2 | 院内又は<br>自宅等*2 |
| 面談実施医師<br>（産業医） | 院内 | 外部施設<br>（病院、診療所） | 院内 | 外部施設<br>（病院、診療所） |
| 面談の<br>イメージ | | | | |
| 面談場所 | 相談室、面談室、<br>会議室等 | 外来、面談室等<br>契約した外部の医<br>師の勤務場所 | 施設内で別々の部屋<br>（個室、面談ブース<br>等）からアクセス | それぞれが個室 |
| 面談手順の例 | 病院事務が<br>日時・場所を指定 | 病院事務と外部医<br>師が日時場所を調<br>整 | 病院事務が<br>日時・リモート面接<br>方法を指定 | 病院事務が面談実<br>施医師と実施方法<br>を調整 |
| 利点 | じっくり面談でき<br>る | 対象医師が相談し<br>やすい | 簡便に実施できる<br>記録の保存しやすい | 簡便で実施しやす<br>い |
| 欠点 | 場所と時間の確保<br>に時間を要する | 外部施設のコスト | | セキュリティに難<br>記録の保存に難 |
| 一般的な<br>セキュリティ | ◎ | ○<br>面談環境による | ○*2 | △*2 |
| 留意事項 | ・院内書類の整備<br>・リスケジュール<br>　手順の整備<br>・実施医師の報酬 | ・記録文書の共有<br>　手順確立、守秘義<br>　務、就業上の措置<br>　意見の取り扱い | ・記録の保存場所<br>・院内カルテか別シ<br>　ステムか<br>・通信環境 | ・通信機器のセキ<br>　ュリティ<br>・記録の保存方法<br>・通信環境 |

*1 厚生労働省「情報通信機器を用いた産業医の職務の一部実施に関する留意事項等について」（令
和 3 年 3 月 31 日、基発 0331 第 4 号）を参照すること

*2 リモート面接を実施する際には、*1 も参照し、特に以下の点に留意する
- 情報通信機器を用いて面談実施する職務の範囲や留意事項等を衛生委員会等で調査審議
をし、労働者に周知すること
- 労働者の健康管理に必要な情報が面談実施医師（産業医）に円滑に提供される仕組みを
構築すること
- 使用する情報通信機器は面談実施医師（産業医）や面談対象医師（労働者）が容易に利
用できること

出所：令和 5 年 10 月 12 日　第 18 回　医師の働き方改革の推進に関する検討会　参考資料 1 － 1　長時間労働
医師への健康確保措置に関するマニュアル（改訂版）

## 2.2 B・C水準の医師に求められる勤務間インターバル

　一般の労働者に適用される時間外労働の上限を超えて働かざるを得ない医師については、医師の健康を確保し、医療の質や安全を確保するために、追加的健康確保措置①（連続勤務時間制限・勤務間インターバル等）、追加的健康確保措置②（医師による面接指導、結果を踏まえた就業上の措置等）等が設けられました。

　B・連携B・C水準の対象医師の勤務シフトを作成する際に、追加的健康確保措置①（連続勤務時間制限・勤務間インターバル等）は必ず講じておく必要があります。本章では、主に勤務間インターバルの仕組みと勤務間インターバル中に通常の勤務時間と同態様の労働が発生した場合に付与する代償休息の取扱いについて解説します。

### (1) 勤務間インターバルへの対応

#### ○連続勤務時間制限・勤務間インターバル規制等の基本的な考え方

　連続勤務時間制限と勤務間インターバル規制は、原則として次の2種類が設けられています（C-1水準が適用される臨床研修医を除く）。

①　始業から24時間以内に9時間の連続した休息時間（15時間の連続勤務時間制限）：通常の日勤および宿日直許可のある宿日直に従事する場合が基本（**図表2.7・図1**）

　　⇒宿日直許可のある宿日直に連続して9時間以上従事する場合は、9時間の連続した休息時間が確保されたものとみなされます。

　　ただし、宿日直許可のある宿日直に連続して9時間以上従事する場合に、通常の勤務時間と同態様の労働が発生し十分な睡眠が確保できなかったときには、実労働時間に相当する時間の休息を事後的に付与する配慮義務が課せられます。

②　始業から46時間以内に18時間の連続した休息時間（28時間の連続勤

務時間制限）：宿日直許可のない宿日直に従事する場合（**図表 2.7・図 2**）
⇒確実に休息を確保する観点から、前述の「9 時間」および「18 時間」の連続した休息時間（以下、「勤務間インターバル」という。）は、事前に勤務シフト等で予定されたものが原則です。これにより医師が「9 時間」又は「18 時間」の勤務間インターバルを確保することができるよう勤務シフト等を作成する必要があります。

　もし予定された勤務間インターバル中にやむを得ない理由により発生した労働に従事した場合には代償休息（※「(7) 代償休息への対応」参照）を付与しなければなりません。

図表 2.7

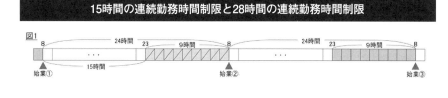

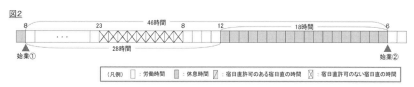

出所：第 13 回医師の働き方改革の推進に関する検討会　資料 1

■ Q & A「医師の働き方改革に関する FAQ（2023 年 6 月 7 日 ver.）」より一部抜粋

Q．宿日直許可を得た宿日直と勤務間インターバルの関係を教えてください。
A．「宿日直許可を得た宿日直」は、労働基準監督署長の許可を受けることにより、労働時間等に関する規制の適用が除外となるものであり、一般の宿直業務以外には特殊の措置を必要としない軽度又は短時間の業務に限られるこ

とや、宿直の場合は夜間に十分睡眠がとり得ること等が必要とされています。一方、「勤務間インターバル」は、1日の勤務終了後、翌日の出勤までの間に、一定時間以上の休息時間を設けることで、働く方の生活時間や睡眠時間を確保するものです。この「勤務間インターバル」は、通常の労働時間の拘束から完全に解放された後のものである必要がありますが、「宿日直許可を得た宿日直」は、上記のとおり、軽度又は短時間の業務に限られることや、宿直の場合は夜間に十分睡眠がとり得ることが必要とされるものであることから、一定の場合には、当該宿日直中の時間を「勤務間インターバル」とみなすことができるとされています。

**Q.** 宿日直許可のある宿日直（4時間）と休息時間（5時間）を足して、連続した9時間の勤務間インターバルを確保したとすることはできるのでしょうか。

**A.** 宿日直許可のある宿日直に従事した時間を「連続した9時間の勤務間インターバル」と扱うことができるのは、9時間以上の連続した宿日直許可のある宿日直を行った場合のみで、9時間未満の宿日直許可のある宿日直と5時間の休息時間を足して連続した9時間の勤務間インターバルを確保したこととすることはできません（当該時間とは別に9時間の休息時間を確保しなければなりません）。

## (2) 勤務間インターバルの特例

代償休息については、予定された勤務間インターバル中にやむを得ない理由により発生した労働に従事した場合に付与されるのが原則です。代償休息を付与することを前提とした運用、例えば連続した休息時間を8時間とする勤務シフトを組んでいたが、事後的に1時間の代償休息を与えるといったようなことは、原則、認められません。

しかし一方で、15時間を超える長時間の手術のようにやむを得ない理由により9時間の勤務間インターバルを24時間以内に確保できない場合が発生す

ることも想定されます。このような場合への対応として、連続して15時間を超える対応が必要な業務が予定されている場合については、例外的に代償休息の付与を前提とした運用が認められています（図表2.8）。ただし、医師の健康確保の観点から、この代償休息については翌月末までではなく当該業務の終了後、すぐに付与しなければなりません。

図表 2.8

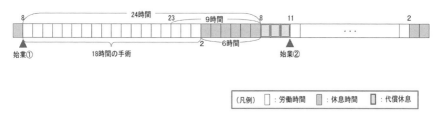

出所：第13回医師の働き方改革の推進に関する検討会　資料1

### (3) 1日の間に短時間の休息と労働が繰り返されることが予定されている場合の始業の取扱い

次に「始業」の考え方ですが、連続勤務時間制限の起点となる「始業」は、事前に勤務シフト等で予定された労働の開始時とされます。例えば、1日の間に短時間の休息と労働が繰り返されることが予定されている場合は、それぞれの労働の開始時刻が「始業」扱いとなります。

図表2.9では、始業①から24時間以内に9時間の連続した休息時間（23：00〜8：00）を予定することで始業②についても24時間以内に9時間の勤務間インターバルが確保されることになります。

2.2　B・C水準の医師に求められる勤務間インターバル

図表 2.9

**1日の間に短時間の休息と労働が繰り返されることが予定されている場合の始業の取扱い**

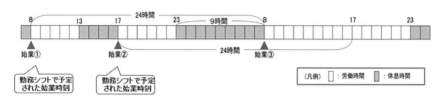

出所：第13回医師の働き方改革の推進に関する検討会　資料1

## （4）2種類の連続勤務時間制限と勤務間インターバル規制の関係

「始業から24時間以内に9時間の連続した休息時間（15時間の連続勤務時間制限）」と、宿日直許可のない宿日直に従事する場合の「始業から46時間以内に18時間の連続した休息時間（28時間の連続勤務時間制限）」の間に段階的な規制の適用はありません。

図表2.10のように、始業①から15時間を超える宿日直許可のない宿日直を

図表 2.10

**2種類の連続勤務時間制限と勤務間インターバル規制の関係**

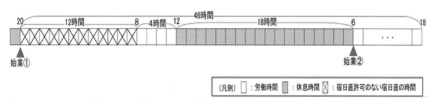

出所：第13回医師の働き方改革の推進に関する検討会　資料1

含む勤務を予定するような場合には、「始業から46時間以内に18時間の連続した休息時間（28時間の連続勤務時間制限）」が適用され、次の業務の開始までに18時間の連続した休息時間が必要となります。

## ■ Q & A「医師の働き方改革に関する FAQ（2023年6月7日 ver.）」より一部抜粋

**Q.** 24時間以内に連続した9時間以上の勤務間インターバルが確保できる勤務シフトを組んでいますが、業務の都合で9時間の勤務間インターバルが確保できなかったため、一時的に46時間以内に18時間の勤務間インターバルに変更しようと思いますが、そのような運用はできるのでしょうか。

**A.** 勤務間インターバルについては、業務の開始から24時間を経過するまでに9時間の継続した休息時間を確保することが基本であり、医療法上、業務の開始から46時間を経過するまでに18時間の継続した休息時間を確保することにより勤務間インターバルを確保できるのは、宿日直許可のない宿日直勤務に従事する場合に限られています。このため、宿日直許可のない宿日直勤務ではない勤務については、業務の開始から24時間以内に9時間の連続した休息時間が必要となります。なお、代償休息が発生することを前提とした勤務シフト等を組むことは、原則として認められません。

## (5) 当直中に宿日直許可の有無が異なる時間帯がある場合（準夜帯が許可なし、深夜帯が許可あり）

　当直中に宿日直許可の有無が異なる時間帯がある場合（例：準夜帯が許可なし、深夜帯が許可あり）で、宿日直許可のある宿日直が9時間未満である場合は、以下のいずれかの方法により休息時間を確保する必要があります。

① 始業から24時間以内に、宿日直許可のある宿日直の時間とは別途、9時間の休息時間を確保すること
⇒**図表2.11・図1**では、22：00から翌日2：00までの宿日直許可のない宿日直、2：00から8：00までの宿日直許可のある宿日直を予定しています。

宿日直許可のある宿日直が9時間未満であるため、別途、始業①および始業②から24時間以内にそれぞれ9時間の連続した休息時間を確保しています。
② 始業から46時間以内に、18時間の休息時間を確保すること
⇒図表2.11・図2では、23：00から2：00までの宿日直許可のない宿日直、2：00から8：00までの宿日直許可のある宿日直を予定しています。宿日直許可のある宿日直が9時間未満であり、始業①から15時間の通常勤務が予定されていることから、始業①から46時間以内に18時間の連続した休息時間を確保しています。

図表2.11

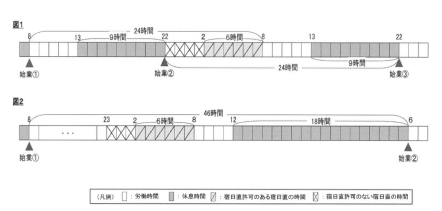

出所：第13回医師の働き方改革の推進に関する検討会　資料1

## (6) 日中は主たる勤務先のA病院で勤務し、移動を挟んだ後に副業・兼業先のB病院の宿直に勤務する場合

主たる勤務先で勤務後、副業・兼業先の宿日直許可のある宿直に従事する場合は、副業・兼業先と調整して、勤務間インターバルを確保できるよう勤務シ

フトを組む必要があります。

図表2.12・図1では、始業①（A病院での業務開始）から、24時間以内にB病院において9時間以上の宿日直許可のある宿日直（19:00〜8:00）に従事すれば、勤務間インターバルを満たすことになります。始業②（B病院での業務開始）についても、当該宿日直が始業②から24時間以内に含まれるため、同様に勤務間インターバルを満たすことになります。

一方、主たる勤務先で勤務後、副業・兼業先の宿日直許可のない宿日直に従事する場合は、46時間以内に18時間（以上）の連続した休息時間を確保することが必要です。

図表2.12・図2では、始業①（A病院での業務開始）から46時間以内に18時間（12:00〜6:00）の連続した休息時間を確保すれば、始業②（B病院での業務開始）および始業③（A病院での業務開始）についても、当該休息時間がそれぞれの始業時刻から46時間以内に含まれるため、勤務間インターバルを満たすことになります。

### 図表2.12

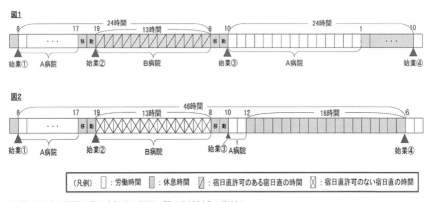

出所：第13回医師の働き方改革の推進に関する検討会　資料1

## (7) 代償休息への対応

　勤務日において最低限必要な睡眠を確保し、一日・二日単位で確実に疲労を回復していくべきという発想に立つ連続勤務時間制限・勤務間インターバル確保を実施することが原則ですが、日々の患者ニーズのうち、長時間の手術や急患の対応等のやむを得ない事情によって例外的に実施できなかった場合に、代わりに休息を取ることで疲労回復を図ることが代償休息の目的です。

　代償休息の付与方法として、代償休息の対象となった時間数について、所定労働時間中における時間休の取得又は勤務間インターバルの延長のいずれかにより対応することとされています（**図表2.13**）。また、代償休息は、以下の対応が求められています。

- ●代償休息を生じさせる勤務の発生後、できる限り早く付与すること
- ●勤務間インターバル終了後に当該勤務間インターバル中に労働した日の属する月の翌月末までの間に代償休息を付与することができる勤務計画が作成されていること
- ●オンコールからの解放、シフト制の厳格化等の配慮により、仕事から切り離された状況を設定すること
- ●予定されていた休日以外で付与することが望ましく、特に面接指導の結果によって個別に必要性が認められる場合には、予定されていた休日以外に付与すること

図表 2.13

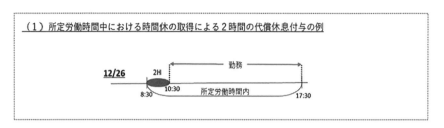

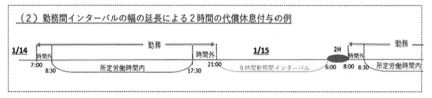

出所:第 13 回医師の働き方改革の推進に関する検討会 資料 1

　ただし、代償休息は事前に 9 時間を超える連続した休息時間を確保した場合において、連続した 9 時間の休息時間を超える分の時間については、やむを得ない理由により労働が発生した場合にも、代償休息を付与する必要はありません。

　**図表 2.14** では、21:00 から 8:00 までの連続した休息時間が 9 時間を超えて設けられています。その超えた時間帯 (7:00 から 8:00) に労働が発生していることから代償休息を新たに付与する必要はありません。

　また、予定された 9 時間の連続した休息時間より後の休息時間は、代償休息の対象となる労働が発生する前に予め付与することが決まっていたものであっても、代償休息として充当することができます。**図表 2.15** では、23:00 から 8:00 までの勤務間インターバル中に労働が発生しているため代償休息の付与が必要になります。このケースでは当該勤務間インターバルの後に 13:00 から 17:00 まで休息時間が予定されており、この休息時間の一部を代償休息に充当することで対応しています。

2.2 B・C水準の医師に求められる勤務間インターバル

図表 2.14

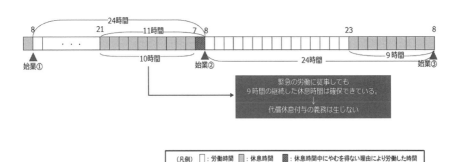

出所：第 13 回医師の働き方改革の推進に関する検討会　資料 1

図表 2.15

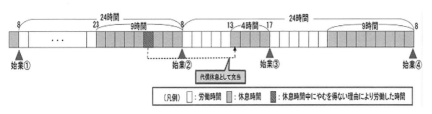

出所：第 13 回医師の働き方改革の推進に関する検討会　資料 1

■ Q & A「医師の働き方改革に関する FAQ（2023 年 6 月 7 日 ver.）」より一部抜粋

Q．代償休息は「分」単位で付与する必要があるのでしょうか。1 時間未満切り捨てといった取扱いは出来るのでしょうか。

A．付与方法としては、分単位で付与いただくことも可能ですが、例えば、15

第2章　時間外労働上限規制のキモは追加的健康確保措置

分や30分、1時間単位で切り上げて付与する等、効果的な代償休息付与や事務の簡便性に資すると考えられる方法で付与方法を検討いただくことも可能です。ただし、実際に労働をさせた時間を下回る方法で付与することは認められません。なお、こうした代償休息の付与方法については、就業規則等の適切な方法で定めることが求められます。

Q. 代償休息は年次有給休暇で付与しても良いのでしょうか。

A. 代償休息の付与は、所定労働時間中における時間休の取得又は勤務間インターバル幅の延長のいずれかによることとしています。疲労回復に効果的な休息付与の観点等も踏まえ、医療機関の就業規則等において整理していただくことが望ましいと考えます。なお、年次有給休暇は勤務医が取得時季を決めるものですので、その意に反して付与することはできません。その点にはご注意ください。

Q. 代償休息については有給で付与する必要があるのでしょうか。

A. 代償休息については、必ずしも有給での付与を義務付けるものではありません。代償休息の取扱いについては、労使で話合いを行い、院内ルールを明確化しておくことが望ましいと考えます。なお、代償休息の前提となる勤務間インターバル中の労働が時間外や深夜帯に発生している場合は、代償休息の付与の方法（休日に付与するか平日所定労働時間（勤務日）に付与するか）にかかわらず、時間外労働や深夜労働に対する割増賃金を支払う必要があります。

Q. 宿日直許可のある宿日直（9時間）中に業務が発生した場合、当該業務に従事した時間分の代償休息を付与しなければいけないのでしょうか。

A. 医師が宿日直許可のある宿日直中にやむを得ない理由で業務に従事した場合、管理者は代償休息を与えるよう配慮しなければなりません。C1水準が適用される臨床研修医については代償休息の付与は義務となります。

## 2.2 B・C水準の医師に求められる勤務間インターバル

なお、宿日直中許可のある宿日直（9時間）に従事した後においては、通常と同態様の業務が発生したとしても、代償休息の（配慮）義務はありません。

Q. 午前8時の始業から24時間以内に9時間の連続した休息時間を確保するルールにより勤務シフトを組んでいる場合において、勤務終了（20時）から翌日の勤務開始（8時）までの12時間のインターバル中に業務が発生し、9時間の連続した休息時間が確保出来なかった場合の代償休息については、どのように付与したら良いでしょうか。

A. 9時間の連続した休息時間（勤務間インターバル）を超える休息時間部分は、当該勤務間インターバル中に代償休息の対象となる労働が発生する前にあらかじめ付与されることが予定されていた部分であっても、当該労働に係る代償休息として充当することができます。例えば23時から2時間の業務に従事した場合は2時間の代償休息を付与する必要がありますが、その後の5時から7時までの休息時間部分を当該業務に係る代償休息として充当することが可能です（**図表2.16**）。

図表 2.16

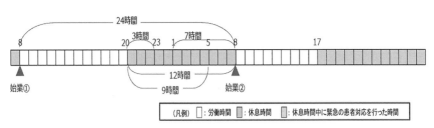

出所：厚生労働省医政局医事課医師等医療従事者働き方改革推進室　資料

## (8) C-1水準が適用される臨床研修医への連続勤務時間制限・勤務間インターバルの基本的な考え方

C-1水準が適用される臨床研修医に関しての連続勤務時間制限と勤務間インターバル規制は、次の2種類が設けられています。

① 始業から24時間以内に9時間の連続した休息時間（15時間の連続勤務時間制限）：通常の日勤および宿日直許可のある宿日直に従事する場合を原則とする

② 始業から48時間以内に24時間の連続した休息時間（24時間の連続勤務時間制限）：臨床研修における必要性から、指導医の勤務に合わせた24時間の連続勤務時間とする必要がある場合

C-1水準以外の水準と同様に、確実に休息を確保する観点から、勤務間インターバルは、事前に勤務シフト等で予定することが原則です。C-1水準が適用される臨床研修医については、代償休息が発生しないように勤務間インターバル確保を徹底します。しかし代償休息を一切認めないと夜間・休日のオンコールや「宿日直許可のある宿日直」に従事して、通常の勤務時間と同態様の労働が少しでも発生した場合には、翌日24時間、丸1日休ませなければならないことになってしまいます。それが続くようなことがあると研修期間の大部分を休みとせざるを得ない状況になり、期待された研修効果に支障をきたす恐れがあります。

例えば、産婦人科の自然分娩にともなう研修において予測できない分娩が当直の従事中に発生した場合には、代償休息の配慮が無いと、限られた研修期間で十分な症例を経験できないことになります。

そのような事例に限り代償休息が可能となり、以下のような代償休息の例外的な取扱いが認められることになりました。

① 臨床研修における必要性から、オンコール又は宿日直許可のある宿日直への従事が必要な場合に限る。

## 2.2 B・C水準の医師に求められる勤務間インターバル

② 臨床研修医の募集時に代償休息を付与する形式での研修を実施する旨を明示する。

③ 代償休息は、計画的な研修という観点から、通常は当該診療科の研修期間内で処理すべきであり、代償休息の付与期限は原則として必要性が生じた診療科の研修期間内とし、それが困難な場合に限り、翌月末までとする。

●代償休息は、「当該診療科の研修期間の末日」又は「翌月末」までのいずれか早い日までの間に付与する。

●「翌月末」より前に「当該診療科の研修期間の末日」を迎えるときは、「当該診療科の研修期間の末日」までに代償休息を付与することが困難である場合に限り、「翌月末」までに付与するものとする。

第 2 章　時間外労働上限規制のキモは追加的健康確保措置

## 図表 2.17　（参考）追加的健康確保措置①のまとめ

| C－1水準が適用される臨床研修医とB・連携B・C水準（臨床研修医を除く）が適用される医師に関する追加的健康確保措置①についての取り扱い | |
| --- | --- |
| **C－1水準が適用される臨床研修医** | **B・連携B・C水準（臨床研修医を除く）が適用される医師** |
| **【1. 基本的なルール】** | |
| ①始業から24時間以内に9時間の連続した休息時間（15時間の連続勤務時間制限）：通常の日勤及び宿日直許可のある宿日直に従事する場合 | |
| ②始業から48時間以内に24時間の連続した休息時間（24時間の連続勤務時間制限）：臨床研修における必要性から、指導医の勤務に合わせた24時間の連続勤務とする必要がある場合 | ②始業から46時間以内に18時間の連続した休息時間（28時間の連続勤務時間制限）：宿日直許可のない宿日直に従事する場合 |
| ※確実に休息を確保する観点から、9時間又は24時間の連続した休息時間は、事前に勤務シフト等で予定されたものであることを原則とする | ※確実に休息を確保する観点から、9時間又は18時間の連続した休息時間は、事前に勤務シフト等で予定されたものであることを原則とする |
| **【2.「始業」の考え方】** | |
| 連続勤務時間制限の起点となる「始業」は、事前に勤務シフト等で予定された労働の開始時とする。<br>※ 例えば、1日の間に短時間の休息と労働が繰り返されることが予定されている場合は、それぞれの労働の開始が「始業」扱いとなる | |
| **【3. 2種類の連続勤務時間制限と勤務間インターバル規制の関係】** | |
| 1. の①と②の間に段階的な規制の適用を行うことはない | |
| **【4. 代償休息】** | |
| ○ C－1水準が適用される臨床研修医については、代償休息が発生しないように勤務間インターバルの確保を徹底することが原則であるが、下記の ①～③を要件として、代償休息の付与を認める<br>① 臨床研修における必要性から、オンコール又は宿日直許可のある宿日直への従事が必要な場合に限る<br>② 臨床研修医の募集時に代償休息を付与する形式での研修を実施する旨を明示する<br>③ 代償休息は、計画的な研修という観点から、通常は当該診療科の研修期間内で処理すべきであり、代償休息の付与期限は原則として必要性が生じた診療科の研修期間内とし、それが困難な場合に限り、翌月末までとする | ○予定された9時間又は18時間の連続した休息時間中にやむを得ない理由により発生した労働に従事した場合は、当該労働時間に相当する時間の代償休息を事後的に付与する<br>○個人が連続して15時間を超える対応が必要な業務が予定されている場合は、代償休息の付与を前提とした運用を認める。ただし、当該業務の終了後すぐに代償休息を付与すること<br>○宿日直許可のある宿日直に連続して9時間以上従事する場合は、9時間の連続した休息時間が確保されたものとみなし、この場合に通常の勤務時間と同態様の労働が発生した場合は、管理者は、当該労働時間に相当する時間の休息を事後的に付与する配慮義務を負う |

出所：医師の働き方改革の推進に関する検討会資料より筆者作成。

# 第3章

## 労働時間の判断基準と
## 宿日直許可基準

第3章　労働時間の判断基準と宿日直許可基準

## 3.1　医師の労働時間を巡る裁判例と対策

　医師の働き方改革では、医師の時間外労働の上限が年間960時間（A水準の場合）に規制され、違反に対しては刑事罰があります。医療界では、これまで医師の労働時間を管理するという発想が乏しく、医師の側においても労働時間で管理されているという感覚が乏しかったと思われますが、医師の働き方改革に対応する上では、まずもって医師の労働時間の適正な管理が求められることになります。

　ところで、医師の働き方改革における「労働時間」とは「労働基準法上の労働時間」であり（以下、本章では「労働時間」の用語は、特別の記載がない限り「労働基準法上の労働時間」の意味で用います。）、医師の行為が労働時間と評価されるかは労働基準法の解釈によって導かれるものです。例えば、外来診療に当たっている時間や、手術をしている時間、病棟で担当患者の急変に対応している時間等が労働時間に当たることについては違和感がないでしょう。しかし、医師の医療機関における活動は多種多様であり、単純に労働時間といえるかが問題となるものもあります。

　例えば、医師は、院内で診療を行っている時間以外にも、研究・論文執筆の時間、学会発表準備の時間、院内研修の時間、他の医師の手術見学の時間、勉強会の時間、カンファレンスの時間、文献を調査する時間等があります。いずれの時間も診療と全く無関係というわけではありませんが、その程度は様々で、医師個人としての知識、技能の向上を主目的とする時間もあります。これらについてどこまでを労働時間とすればよいのかは、簡単に結論の出せる問題ではありません。

　また、病院や有床診療所では夜間、休日においても医師が宿直勤務や日直勤務をしていますが、これら宿日直勤務中のほとんどの時間は待機時間であり、実労働を行っていないのが通常です。このような宿日直の時間をどこまで労働時間としなければならないかも問題となります。医師の働き方改革において求

められる労働時間管理を行うためには、「労働時間」について理解を深める必要があります。

　「労働時間」は法律上の概念ですから、その解釈について最終的な権限を有しているのは裁判所ということになります（厚生労働省も行政通達という形で解釈見解を示しますが、最終的な判断は裁判所に委ねられています）。本章では、「労働時間」の問題に関する代表的な裁判例を紹介し、医師の働き方改革を進める上で前提となる「労働時間」の考え方について説明をしていきます。

## 3.2　「労働時間」の意義

### (1)　最高裁平成 12 年 3 月 9 日判決（三菱重工長崎造船所事件）

　医師の働き方改革で問題となる「労働時間」がどのような時間をいうのかについて判示したのが、最高裁平成 12 年 3 月 9 日判決（三菱重工長崎造船所事件）です。同判決は「労働時間」について、「労働者が使用者の指揮命令下に置かれている時間をいい、右の労働時間に該当するか否かは、労働者の行為が使用者の指揮命令下に置かれたものと評価することができるか否かにより客観的に定まるものであって、労働契約、就業規則、労働協約等の定めのいかんにより決定されるべきものではないと解するのが相当である。」と判示しました。

　この判決のポイントは、労働時間について「労働者が使用者の指揮命令下に置かれている時間」としている点、労働時間が労働者の行為の評価によって客観的に定まるもので、労働契約、就業規則、労働協約等の定めのいかんにより決定されるべきものではないとしている点です。

　したがって、雇用契約や就業規則などで「当院における終業後の在院時間は労働時間ではない」と定めたとしても、その時間が労働時間でなくなるわけではありません。あくまでその調査研究の時間がどのような意図、目的、態様で行われているかなどの事情に基づいて労働時間に当たるかが決まることになります。後述のとおり、医師の労働時間管理では医師の研究、自己研鑽の時間が

43

労働時間に該当するかが大きな問題となっていますが、例えば「17時以降の活動は全て自己研鑽とする」、「学会発表のための研究の時間は労働時間には当たらないこととする」といったルールを定めたとしても、それだけで労働時間に該当しないことになるわけではありません。あくまで活動内容の客観的な性質によって、指揮命令下に置かれていない活動時間と判断される必要があります（医師の活動のルールとして、研究活動を強制しないことや、研究活動を所定労働時間内に行わないことを定めること自体は必要です）。

## (2) 「指揮命令下に置かれている」とは

上記の判示をもってしても「指揮命令下に置かれている」とはどのような状態かについては、なおも明らかではなく様々な状況においてこれに該当するかが問題となります。まず、「指揮命令下に置かれている」とは病院長や上司から明示的な指示がある場合に限られるわけではなく、病院において定められた時間に、所定の業務を遂行している時間であれば特別な事情がない限り指揮命令下に置かれているものと考えられます。例えば日中外来で患者さんの診察をしている時間、病棟で患者さんの状態を確認している時間、手術室で手術をしている時間等は通常労働時間に該当します。他方、業務から解放された休憩時間は労働時間に該当しません。

また、ケースバイケースではあるものの、一般に医療機関における医師の活動時間のうち、診療科におけるカンファレンス（患者の治療方針を診療科医師において検討する会議）や、医療法等の法令上義務付けられた研修等は労働時間に該当すると判断されやすいと考えられます。

他方、過去の症例をもちよって治療方針や転帰等を検証し、今後の診療に生かす性質のカンファレンスや、専門的知見を有する診療科やチームが院内の啓発や知見の共有のために開催する勉強会等（例えば、抗菌薬適正使用の勉強会や、病棟患者の褥瘡予防のための勉強会等）は、自主的に開催され参加が自由とされていることが多く、通常労働時間に該当しない可能性が高いと考えられます。

## 3.3 医師の自主的活動時間

### (1) 問題の所在

　例えば、医師が医局に残って自主的な症例検討や、研究を行っている時間、院内の勉強会の準備を行っている時間等、医師自身の自主的活動の時間をどのように評価するかが問題となります。このような活動は医師の診療技能向上により医療機関全体の医療の質に資する面がありますが（特定機能病院等、医療機関の機能によっては、専門医資格を有する医師数や論文数等が定められている場合もあります）、他方で医師の個人的な資格取得、スキルアップ、キャリア形成の側面もあり、「指揮命令下に置かれている」といえるか難しい問題があります。

　かつて多くの医療機関において患者の診療業務以外の活動については一律労働時間ではないという取扱いがなされるのが一般的であったと思われます。しかし、勤務する医師の立場からすると事実上拒否できない活動も多く、医師にとって純粋な自主的活動とは言い難いとの実態も指摘されていました。医師の働き方改革を進めていく上で、従来曖昧であった自己研鑽の活動時間についても労働時間に該当するかを明確にする必要があります。

### (2) 厚生労働省の通達

#### 1) 医師の自己研鑽に関する厚生労働省通達

　厚生労働省は令和元年7月1日に「医師の研鑽に係る労働時間に関する考え方について」（令和元年7月1日基発0701第9号労働基準局長通達　以下、「自己研鑽通達」という。）において、医師の自己研鑽について考え方をまとめています。

第3章　労働時間の判断基準と宿日直許可基準

「医師の研鑽に係る労働時間に関する考え方について」（令和元年7月1日基発0701第9号労働基準局長通達）※抜粋

1　所定労働時間内の研鑽の取扱い
　所定労働時間内において、医師が、使用者に指示された勤務場所（院内等）において研鑽を行う場合については、当該研鑽に係る時間は、当然に労働時間となる。

2　所定労働時間外の研鑽の取扱い
　所定労働時間外に行う医師の研鑽は、診療等の本来業務と直接の関連性なく、かつ、業務の遂行を指揮命令する職務上の地位にある者（以下「上司」という。）の明示・黙示の指示によらずに行われる限り、在院して行う場合であっても、一般的に労働時間に該当しない。
　他方、当該研鑽が、上司の明示・黙示の指示により行われるものである場合には、これが所定労働時間外に行われるものであっても、又は診療等の本来業務との直接の関連性なく行われるものであっても、一般的に労働時間に該当するものである。
　所定労働時間外において医師が行う研鑽については、在院して行われるものであっても、上司の明示・黙示の指示によらずに自発的に行われるものも少なくないと考えられる。このため、その労働時間該当性の判断が、当該研鑽の実態に応じて適切に行われるよう、また、医療機関等における医師の労働時間管理の実務に資する観点から、以下のとおり、研鑽の類型ごとに、その判断の基本的考え方を示すこととする。

(1) 一般診療における新たな知識、技能の習得のための学習

ア　研鑽の具体的内容
　例えば、診療ガイドラインについての勉強、新しい治療法や新薬についての勉強、自らが術者等である手術や処置等についての予習や振り返り、シミュレーターを用いた手技の練習等が考えられる。

イ　研鑽の労働時間該当性
　業務上必要ではない行為を、自由な意思に基づき、所定労働時間外に、自ら申し出て、上司の明示・黙示による指示なく行う時間については、在院して行う場合であっても、一般的に労働時間に該当しないと考えられる。
　ただし、診療の準備又は診療に伴う後処理として不可欠なものは、労働時間に該当する。

(2) 博士の学位を取得するための研究及び論文作成や、専門医を取得するための症例研究や論文作成

ア　研鑽の具体的内容
　例えば、学会や外部の勉強会への参加・発表準備、院内勉強会への参加・発表準備、本来業務とは区別された臨床研究に係る診療データの整理・症例報告の作成・論文執筆、大学院の受験勉強、専門医の取得や更新に係る症例報告作成・講習会受講等が考えられる。
　上司や先輩である医師から奨励されている等の事情があっても、自由な意思に基づき研鑽が行われていると考えられる例としては、次のようなものが考えられる。
・勤務先の医療機関が主催する勉強会であるが、自由参加である
・学会等への参加・発表や論文投稿が勤務先の医療機関に割り当てられているが、医師個人への割当はない
・研究を本来業務とはしない医師が、院内の臨床データ等を利用し、院内で研究活動を行っているが、当該研究活動は、上司に命じられておらず、自主的に行っている

イ　研鑽の労働時間該当性
　上司や先輩である医師から論文作成等を奨励されている等の事情があっても、業務上必須ではない行為を、自由な意思に基づき、所定労働時間外に、自ら申し出て、上司の明示・黙示による指示なく行う時間については、在院して行う場合であっても、一般的に労働時間に該当しないと考えられる。
　ただし、研鑽の不実施について就業規則上の制裁等の不利益が課されているため、その実施を余儀なくされている場合や、研鑽が業務上必須である場合、業務上必須でなくとも上司が明示・黙示の指示をして行わせる場合は、当該研鑽が行われる時間については労働時間に該当する。

　自己研鑽通達をみてもわかるとおり、医師の自己研鑽の活動が労働時間に該当するかについてはケースバイケースであり個々の実態に即して判断されることになります。

特に、自己研鑽通達において、医師の活動に対する医療機関や上司の関り、行わないことの自由の有無、活動内容が日々行っている診療業務との関連性（診療業務のために必須のものか）を重視していることが窺われます。

## 2）研究活動が本来の業務である場合

自己研鑽通達では臨床研究や論文執筆等の研究活動が自己研鑽の例として挙げられていますが、これらは診療を業務とする医師にとって自己研鑽となり得るものであるとしても、大学病院等の医師のように研究活動を本来の業務とする医師には当てはまりません。

令和 6 年 1 月 15 日『「医師等の宿日直許可基準及び医師の研鑽に係る労働時間に関する考え方についての運用に当たっての留意事項について」の一部改正について』（基監発 0115 第 2 号）により、前掲自己研鑽通達について一部解釈の明確化が図られました。同通達では、大学の附属病院等に勤務する医師については、その本来の業務に研究や論文の執筆、教育等の業務が含まれているため、それらの業務が当然に労働時間に該当することを明示しました。

「医師等の宿日直許可基準及び医師の研鑽に係る労働時間に関する考え方についての運用に当たっての留意事項について」の一部改正について（基監発0115第2号）※一部抜粋

大学の附属病院等に勤務し、教育・研究を本来業務に含む医師は、医師の研鑽に係る労働時間通達の記の 2(1)アの「新しい治療法や新薬についての勉強」や記の 2(2)アの「学会や外部の勉強会への参加・発表準備」、「論文執筆」をはじめ、同通達で「研鑽の具体的内容」として掲げられている行為等を、一般的に本来業務として行っている。

このため、当該医師に関しては、同通達中の「診療等その本来業務」及び「診療等の本来業務」の「等」に、本来業務として行う教育・研究が含まれるものであること。

この場合の労働時間の考え方として、当該医師が本来業務及び本来業務に不可欠な準備・後処理として教育・研究を行う場合（例えば、大学の医学部等学生への講義、試験問題の作成・採点、学生等が行う論文の作成・発表に対する指導、大学の入学試験や国家試験に関する事務、これらに不可欠な準備・後処理など）については、所定労働時間内であるか所定労働時間外であるかにかかわらず、当然に労働時間となること。

また、現に本来業務として行っている教育・研究と直接の関連性がある研鑽を、所定労働時間内において、使用者に指示された勤務場所（院内等）において行う場合については、当該研鑽に係る時間は、当然に労働時間となり、所定労働時間外に上司の明示・黙示の指示により行う場合については、一般的に労働時間に該当すること。

上記のとおり、当該医師は、同通達で「研鑽の具体的内容」として掲げられている行為等を本来業務として行っているため、研鑽と本来業務の明確な区分が困難な場合が多いことが考えられる。したがって、研鑽の実施に当たっては、本来業務との関連性について、同通達の記の 3(1)の「医師の研鑽の労働時間該当性を明確化するための手続」として医師本人と上司の間で円滑なコミュニケーションを取り、双方の理解の一致のために十分な確認を行うことに特に留意する必要があること。

第3章　労働時間の判断基準と宿日直許可基準

　もちろん、大学病院に勤務する医師でも労働契約の実態は様々です。診療業務のみを担当し、研究、教育等の業務を担っていない医師であれば、市中病院の医師のように研究や論文執筆等の業務は自己研鑽に当たる可能性もあります。個別の契約内容や実態によって研究等の業務が本来の業務か自己研鑽であるかを判断する必要があります。

## (3) 長崎地裁令和元年 5 月 27 日判決（長崎市立病院機構事件）

### 1) 事案の概要

　医師の自己研鑽の時間が労働時間に該当するかについて判断した判決として長崎地裁令和元年 5 月 27 日判決（長崎市立病院機構事件）があります。医師の様々な活動時間について、具体的な判示がなされており、自己研鑽が労働時間に該当するかを判断する上で参考になります。事案の概略は以下のとおりですが、死亡した医師（以下、「被災医師」という。）の遺族は、病院を開設する

---

**長崎地裁令和元年5月27日判決（長崎市立病院機構事件）事案の概略**

　被災医師（死亡時33歳）は、平成22年4月から2年間初期研修医として他院で勤務し、その後1年間別の病院で勤務した後、平成26年4月1日から被告病院（地方独立行政法人の開設する長崎市内の中核医療機関）の心臓血管内科で勤務を開始したが、同年12月18日、自宅居室内において、心肺停止の状態で発見され、同日、内因性心臓死により死亡した。

　心臓血管内科の医師は、カンファレンス、外来業務、カテーテル治療等の通常業務の他、宿日直業務（宿直時の仮眠時間は通常3時間から6時間）、拘束業務（オンコール待機）を3日に1回程度の頻度で担当していた（担当日の2〜3割の頻度で呼び出しを受けた）。

　その他、心臓血管内科では以下のような活動があり、これらは所定労働時間外に行うことが通常であった。

| | |
|---|---|
| 学会準備等 | 心臓血管内科医らは、学会参加、学会発表、及びその準備を行うことがあり、診療部長においてテーマを提示して学会参加を促すことがあり、他方心臓血管内科医からも診療部長に対し学会参加の希望を申し出ることもあった。 |
| 抄読会 | 診療部長が責任者となり、毎週木曜日のカンファレンスの後、所定労働時間内に、2週間に1回程度の頻度で、担当者が英語の論文の要旨の発表を行うという内容の抄読会を開催していた。 |
| 看護師向けの勉強会 | 心臓血管内科に新たに配属された看護師向けの勉強会を年に8回、所定労働時間外に開催しており、診療部長は、適任と考える心臓血管内科医に対し講義を行うよう依頼していた。 |
| 救命士との合同勉強会 | 心臓血管内科医らは、消防署の救急救命士と合同で、心臓血管内における症例を題材とする1回2時間程度の勉強会を所定労働時間外に開催していた。題材として扱う症例については診療部長と消防署の担当者とが協議した上、診療部長が当該症例を担当した医師に発表を引き受けるよう打診していた。 |

3.3　医師の自主的活動時間

| | |
|---|---|
| 院内での症例検討会 | 心臓血管内科医らは、症例についての勉強会を、年に4、5回、所定労働時間外に、1時間程度行っていた。症例検討会での報告担当者は、診療部長と心臓血管内科医らの協議により割振りが行われていた。 |
| 自主的研鑽 | 心臓血管内科らは、病院に滞在している時間において、自身の担当する患者の疾患や治療方法に関する文献について調査しただけでなく、自身の専門分野やこれに関係する分野に係る疾患や治療方法等に関する文献の調査を、自主的な研鑽として行っていた。 |

これらに加え、被災医師は、次のような活動を行っていた。

・ 他の心臓血管内科医のカテーテル治療等の見学
・ 派遣講師(市医師会看護専門学校において、非常勤講師として講義を行い1回につき1万4000円の講師料を受領)

被災医師が所定労働時間外に病院に滞在していた時間は、9か月間で合計1681時間を越えていた。

地方独立行政法人に対し4億円以上の損害賠償を請求し、結論として裁判所は原告らの主張の多くを認め、病院を開設する地方独立行政法人に対し合計1億6,697万7,995円と遅延損害金の支払を命じました(被告側は控訴しましたが、後に控訴を取り下げており確定しています)。

　医師が過重労働を原因として死亡し、病院の安全配慮義務違反が認定された場合、損害金額は優に億単位となり得ます。病院管理者、病院経営者としても、このようなリーガルリスクについては重く受け止める必要があるものと言えます。

## 2) 裁判所の「労働時間」に関する判断
### ア　医師の様々な活動時間が労働時間に該当するか

　本件では、被災医師の未払賃金に加えて、過労死による損害賠償も請求されており、争点は多岐にわたります。裁判所の判断のうち、本章のテーマとの関連で特に注目されるのが、被災医師の雑多な活動時間について、その実態を詳細に認定し労働時間に該当するかを判断した部分です。具体的には以下のような判示がなされています。

49

① 自主的見学の時間

　裁判所は、被災医師が他の心臓血管内科医が行うカテーテル治療の見学を自主的に行っていたと認められ、所定労働時間外に行われた自主的見学時間については、被告の指揮命令に基づく労働であるとはいえないから、労働時間には該当しないと判断しました。

　被災医師が自身のカテーテル治療の技量を向上させるために自主的に行っていた見学が労働時間に該当しないことは、違和感がなく、前記厚生労働省の自主研鑽通達とも整合する判断といえます。

② 看護師勉強会、救命士勉強会及び症例検討会

　裁判所は、看護師勉強会、救命士勉強会及び症例検討会について、①心臓血管内科の主任診療部長が心臓血管内科医らに対し、講義や発表の担当を行うよう打診し、あるいは割振りを行っており、若手である被災医師にとっては、その講義の担当や、発表の担当を断ることが困難であったことから、これらを担当するように上司から指示されていたものと評価することができると判断しました。

　また、裁判所は看護師勉強会、救命士勉強会、症例検討会の内容についても検討し、看護師勉強会については新たに心臓血管内科に配属となった看護師に対する教育を内容とするものであること、救命士勉強会及び症例検討会は、心臓血管内科で扱われた症例を前提とした意見交換や知識の共有を目的とするものであることから、いずれも心臓血管内科における通常業務との関連性が認められると判断しました。その上で裁判所は、看護師勉強会の講義時間及びその準備時間、救命士勉強会及び症例検討会の発表時間や準備時間については、使用者の指揮命令下にある労務提供と評価することができ、労働時間に該当すると判断しました。

　裁判所は勉強会について、上司の関与の程度、内容において業務と強い関連性を有するものであったかを考慮し、上司の関与の程度について事実上断ることができる実態があったかが検討されているといえます。建前上自主的

3.3　医師の自主的活動時間

な勉強会であったとしても参加や発表担当を断ることが事実上できない場合
には、労働時間と判断される可能性が高まります。この点は、前記厚生労働
省の自主研鑽通達においても同様の考え方が示されています。

③　派遣講義

　裁判所は、被災医師が担当していた派遣講義について、被告病院長の指示
により派遣されるものであることからすれば、労働時間に該当するというべ
きであるとした上で、被災医師は、長崎市医師会看護専門学校から派遣講義
に対する対価として相応の講師料を受領していたと認められるから、派遣講
義の準備や生徒に対する試験の採点等の業務に要する時間は、業務起因性を
判断するに当たっての労働時間には該当するが、割増賃金の清算の対象とな
る労働時間とはならないと判断しました。

　裁判所は派遣講義を上司に指示された副業のように捉え、被災医師が対価
を得ていたことからその時間が割増賃金（いわゆる残業代）の算定には加算
されないが、業務起因性を判断するに当たっての労働時間（労働者の心身の
負担を与えた時間という意味で、通常の「労働時間」とは意味が異なる点に
注意してください）として考慮しました。

　医師の働き方改革において問題となるのは労働基準法上の労働時間です
が、上記の判断からすると、本件における派遣講義の時間は労働基準法上の
労働時間には該当しないと判断したことになります。ただし、派遣講義の実
態や対価の内容も様々ですから、外部への派遣講義が一般的に労働基準法上
の労働時間には該当しないと判断したと解釈することはできないと思われま
す。

④　抄読会、学会への参加及び自主的研鑽

　裁判所は、抄読会については、通常業務が繁忙である場合には中止となる
ことも多かったと認められ、その内容も英語の論文の要旨を発表するという
もので、心臓血管内科における症例についての検討等を内容とする救命士勉

51

強会及び症例検討会と比較すると、業務との関連性が強いとは認められず、自主的な研鑽の色合いが強かったと推認されるから、抄読会の準備時間が労働時間に該当するとはいえないと判断しました。

また、裁判所は、学会への参加についても、診療部長が被災医師に対して学会への参加を提案し、これに応じたということがあったと認められるものの、被災医師はカテーテル治療の習熟に熱心に取り組んでおり、知識の習得に積極的であったといえることに照らせば、学会への参加は自主的研鑽の範疇に入るものとはいえ、学会への参加やその準備に要した時間は労働時間とはいえないと判断しました。

抄読会、学会については労働時間に該当することが否定されましたが、前記のとおり労働時間に該当すると判断された勉強会との違いはどこにあるのでしょうか。勉強会は、上司の指示について事実上断ることができなかったのに対し、抄読会については開催の実態がそれほど厳格ではなく、中止になることも多かったこと、学会については診療部長が提案することもあったものの被災医師自身が自主的に参加を申し出ることもあったこと等が考慮され、上司の指示に基づく活動とはされませんでした。

また、内容面でも、抄読会や学会の活動が直ちに日々の業務に直結するものではなかったことが重視されたようです。

言い換えれば、抄読会について厳格に運営され、必ず出席が義務付けられていた場合、学会について参加に積極的ではなかったにも関わらず上司の強い意向で参加を余儀なくされていたと評価される場合には、異なる判断がなされる可能性があるということになります。本判決の判断はあくまで本件の病院の実態に基づく判断であり、過度に一般化することはできません。

とはいえ、本件における学会、抄読会と勉強会の判断が分かれたことについては各医療機関において医師の自己研鑽等の活動時間をどのように位置づけるかの指針を作成する上で十分参考になり得るものと思われます。特に上司の関与の態様が大きな影響を及ぼすことからすると、医師の自己研鑽的活動について診療部門の長がどのように関与するかについても、診療部門に一

任するのではなくある程度統一的な指針を示すことが望ましいと考えます。

⑤ 調査

　裁判所は、被災医師は、被告病院滞在中に、自身の担当する患者の疾患や治療方法に関する文献の調査だけでなく、自身の専門分野やこれに関係する分野に係る疾患や治療方法等に関する文献の調査を行う等し、自己研鑽を行っていたところ、自身の担当する患者の疾患や治療法に関する文献の調査は労働時間に該当するが、他方、自身の専門分野やこれに関係する分野に係る疾患や治療方法に関する文献の調査に関しては、この部分に要した時間を労働時間と認めることはできない、と判断しました。

　一般論としては当然のことを述べているようにも見えますが、実際に調査の時間を担当患者の治療のために調査をした時間、自身の専門分野や研究のために調査した時間と明確に切り分けることは困難です。後述のとおり、医師の労働時間を管理する上で、自主的な調査の時間については、主として治療のための調査であったのか、主として自身の研究・勉強のための調査であったのか、について医師の自己申告等により区別せざるを得ないものと思われます。

## 【裁判所の判断のまとめ】

| 活動の種類 | 裁判所の判断 |
| --- | --- |
| 他の医師の治療見学 | 労働時間には該当しない。 |
| 看護師との勉強会 | 労働時間に該当する。 |
| 救命士との勉強会 | 労働時間に該当する。 |
| 診療科内の症例検討会 | 労働時間に該当する。 |
| 外部への派遣講義 | 労働時間には該当しない。<br>（労災の業務起因性を判断する上での労働時間には該当する）。 |
| 抄読会 | 労働時間には該当しない。 |
| 学会への参加 | 労働時間には該当しない。 |
| 調査 | 自身の担当する患者の疾患や治療法に関する文献の調査は労働時間に該当するが、自身の専門分野やこれに関係する分野に係る疾患や治療方法に関する文献の調査に関しては労働時間には該当しない。 |

第3章　労働時間の判断基準と宿日直許可基準

### イ　労働時間認定の手法

　ところで、上記のとおり医師の活動時間について上記①から⑤のように認定しましたが、①から⑤の時間を1つ1つ算定したのではなく、概括的に、被災医師の病院での滞在時間から出張に要した時間と平日の休憩時間を除く時間の9割を労働時間と認定しました。

　裁判所は、そのような概括認定を行う根拠として、病院が、被災医師の病院における滞在時間や、通常業務への従事時間について客観的に記録する等して労務管理をしていなかったことにあることを考慮すれば、本件においては、ある程度概括的に被災医師の労働時間を推認することもやむを得ないと述べています。いわば、医療機関側に概括的な推認を覆す証明を求めたということができますが、これまで医療機関が医師の労働時間管理を行っていなかった実態を批判的にとらえ、厳しい主張立証責任を課したものといえます。

## (4) 医師の自己研鑽の時間についてのその他の判例

### 1) 大阪高裁平成16年7月15日判決（関西医科大学事件）

　研修医が臨床研修中に過労死した事案です。研修医の研修について、自由時間も含まれていた上、従事していた医療業務は、初期研修の段階であったため、採血、点滴、シュライバー業務が中心で、多くの時間は、研修目的に由来する自発的な研鑽行為としての指導医の医療行為（診察、手術等）の見学、その補助であって、それ自体としては大きな負荷のかかるものではなかったと指摘しつつ、研修医の研修時間について法的には労働時間と評価されるとしています。

　長崎市立病院機構事件ほど個別具体的な認定はなされていませんが、研修医の研修時間（この中には自己研鑽と評価し得るものが含まれていたと推測されます）について上司の指示に基づく業務であるとして全体が労働時間と判断されています。

### 2) 大阪高裁平成20年3月27日判決（大阪府立病院事件）

　麻酔科医師が過労死した事案です。大阪高裁は、麻酔科医師の研究活動の時

間について、「業務命令に基づくものではないものの、病院の業務遂行に資する部分もあることから、本件業務そのものとはいえないが、それに類して考えるべき」として、当該医師の業務の過重性を判断するに当たり、考慮されるべきであると判断しました。労働基準法上の労働時間としては否定しつつも、医師が過労死した場合の業務起因性を判断する上で考慮する対象となるとの判断は、前記長崎市立病院機構事件の、派遣講義の時間と同様です。

### 3) 鳥取地裁平成21年10月16日判決（鳥取大学付属病院事件）

大学病院において臨床に従事する大学院生であった医師が、自動車運転中に交通事故を起こして死亡し、遺族が国立大学法人に対して安全配慮義務違反による損害賠償請求を行った事案です。

死亡した医師は、大学院生でいわゆる無給医と呼ばれる立場であったため、正面から労働時間に該当するかは問われていませんが、裁判所は医師の従事していた業務の過重性を判断する上で、医師の従事していた業務の内容として、定時回診や外来補助、検査と並んで抄読会への参加（発表者、司会役を含むもの）が認定されています。本判決では抄読会の性質や態様については触れられておらず、労働時間といえるものかは判然としません（死亡した医師が大学院生であったことも考慮する必要があります）。

なお、いわゆる無給医については、そもそも労働者に該当するかという問題がありますが、勤務医と同様に診療に従事させるとすると実態としては労働者であり、賃金を支払わないことは労働基準法に違反する可能性が高いと思われます。

### 4) 横浜地裁平成27年4月23日判決（医療法人社団康心会事件 第一審）

医師の解雇の有効性、管理監督者性、定額残業代制等様々な争点が問題となった事案ですが、医師の実労働時間も争点となり、医療機関側が、時間外の活動時間について医師が単孔式の研究という私的な活動のため被告病院に滞在していたと主張していました。裁判所はそもそも時間外の活動の多くを単孔式の研究に費やしたとは認め難いとした上で、「同研究は被告病院における治療

第3章　労働時間の判断基準と宿日直許可基準

技術の向上等、被告病院の利益になり、業務に関連するものということができる」とも指摘し、医療機関側の主張を排斥しました。

　この判断のみをもって研究活動が労働時間と認められたとはいえませんが（どちらかというと時間外活動のうち研究活動の時間が多かったわけではないとの理由が主であると思われます）、労働時間性の考慮要素として業務への関連性や医療機関に利益があることを考慮した点が注目されます。

【医師の自己研鑽に関する判例】

| 裁判例 | 労働時間に関する判断（要旨） |
|---|---|
| 大阪高裁平成16年7月15日判決（関西医科大学事件　控訴審） | 研修医の研修について、自由時間も含まれていた上、従事していた医療業務は、初期研修の段階であったから、採血、点滴、シュライバー業務が中心で、多くの時間は、研修目的に由来する自発的な研鑽行為としての指導医の医療行為（診察、手術等）の見学、その補助であって、それ自体としては大きな負荷のかかるものではなかったが、研修医の研修時間について法的には労働時間と評価される。 |
| 大阪高裁平成20年3月27日判決（大阪府立病院事件） | 麻酔科医師の研究活動の時間は、業務命令に基づくものではないものの、病院の業務遂行に資する部分もあることから、業務そのものとはいえないが、それに類して考えるべきであり、当該医師の業務の過重性を判断するにあたり考慮されるべきである。 |
| 鳥取地裁平成21年10月16日判決（鳥取大学付属病院事件） | 医師の従事していた業務の過重性を判断する上で、医師の従事していた業務の内容として、抄読会への参加（発表者、司会役を含むもの）を考慮した。 |
| 横浜地裁平成27年4月23日判決（医療法人社団康心会事件第一審） | 単孔式の研究時間について、時間外の活動の多くを単孔式の研究に費やしたとは認め難い上、同研究は被告病院における治療技術の向上など被告病院の利益になり、業務に関連するものということができる。 |

## (5) 医師の働き方改革において求められる医師の労働時間管理

　それでは、これまでに紹介した厚労省通知、長崎市立機構病院事件等の判例を踏まえ、医療機関としてはどのような対応が必要でしょうか。

　前記自己研鑽通達では、医師の労働時間該当性を明確化するための手続と環境の整備に取り組むことも求めています。

3.3 医師の自主的活動時間

「医師の研鑽に係る労働時間に関する考え方について」(令和元年7月1日基発0701第9号労働基準局長通達)※抜粋

(1) 医師の研鑽の労働時間該当性を明確化するための手続
　医師の研鑽については、業務との関連性、制裁等の不利益の有無、上司の指示の範囲を明確化する手続を講ずること。例えば、医師が労働に該当しない研鑽を行う場合には、医師自らがその旨を上司に申し出ることとし、当該申出を受けた上司は、当該申出をした医師との間において、当該申出のあった研鑽に関し、
・本来業務及び本来業務に不可欠な準備・後処理のいずれにも該当しないこと
・当該研鑽を行わないことについて制裁等の不利益はないこと
・上司として当該研鑽を行うよう指示しておらず、かつ、当該研鑽を開始する時点において本来業務及び本来業務に不可欠な準備・後処理は終了しており、本人はそれらの業務から離れてよいこと
について確認を行うことが考えられる。

(2) 医師の研鑽の労働時間該当性を明確化するための環境の整備
　上記(1)の手続について、その適切な運用を確保するため、次の措置を講ずることが望ましいものであること。

ア　労働に該当しない研鑽を行うために在院する医師については、権利として労働から離れることを保障されている必要があるところ、診療体制には含めず、突発的な必要性が生じた場合を除き、診療等の通常業務への従事を指示しないことが求められる。また、労働に該当しない研鑽を行う場合の取扱いとしては、院内に勤務場所とは別に、労働に該当しない研鑽を行う場所を設けること、労働に該当しない研鑽を行う場合には、白衣を着用せずに行うこととすること等により、通常勤務ではないことが外形的に明確に見分けられる措置を講ずることが考えられること。手術・処置の見学等であって、研鑽の性質上、場所や服装が限定されるためにこのような対応が困難な場合は、当該研鑽を行う医師が診療体制に含まれていないことについて明確化しておくこと。

イ　医療機関ごとに、研鑽に対する考え方、労働に該当しない研鑽を行うために所定労働時間外に在院する場合の手続、労働に該当しない研鑽を行う場合には診療体制に含めない等の取扱いを明確化し、書面等に示すこと。

ウ　上記イで書面等に示したことを院内職員に周知すること。周知に際しては、研鑽を行う医師の上司のみではなく、所定労働時間外に研鑽を行うことが考えられる医師本人に対してもその内容を周知し、必要な手続の履行を確保すること。また、診療体制に含めない取扱いを担保するため、医師のみではなく、当該医療機関における他の職種も含めて、当該取扱い等を周知すること。

エ　上記(1)の手続をとった場合には、医師本人からの申出への確認や当該医師への指示の記録を保存すること。なお、記録の保存期間については、労働基準法(昭和22年法律第49号)第109条において労働関係に関する重要書類を3年間保存することとされていることも参考として定めること。

## 1) 労働時間とそれ以外の時間の基準の策定

　すでに行っている医療機関も多いと思われますが、自施設の医師の様々な活動時間について確認し、それらが労働時間に該当するものと、該当しないものを区別するための基準を定め、取扱いを明確にした上、院内指針として策定する必要があります。

　とはいえ、医師の所定労働時間外の活動時間について機械的に「このような時間は自己研鑽である」と定めるだけでは意味がありません。院内での医師の活動の実態を把握し、前記自己研鑽通達や、長崎市立病院機構事件等の考え方を踏まえて労働時間に当たるものかどうか、適切に評価する必要があります。客観的な実態として労働時間に該当する活動時間について「自己研鑽であり労

働時間ではない」と定めたとしても、労働基準監督署の立入検査がなされた場合や、訴訟になった場合には、結局「労働時間」と認定されてしまいます。これでは当該医療機関、管理者において大きな法的責任を負う潜在的リスクを抱えるばかりでなく、現場が一層混乱することにもなりかねません。医療機関の管理者、経営者としては、当該活動時間の実態自体を労働時間と評価されないようなものに改善していく必要があります。

　例えば、ある診療科において、診療部長の指示で所定労働時間外に過去の症例についての勉強会を開催し、事実上、当該診療科に所属している医師は全員参加する実態があった場合、このような勉強会の時間は労働時間と評価される可能性が高く、勉強会であるというだけで自己研鑽と評価することはできません。そこで、病院として診療部長とも協議し、当該勉強会について参加を任意とすることや、勉強会で扱う内容について具体的な診療業務とは切り離したものとすることで、労働時間と評価されにくくなります。

## 2) 労働時間とそれ以外の時間を区別するための手続

　これまで、医療機関では、医師の労働時間について通常の診療業務を行っている時間以外の在院時間について、診療業務の一環として行っている活動なのか、自己研鑽の時間が混在し、区別されていなかったという問題がありました。そもそも日常的に行われる診療業務と、自主的な研究活動や自己研鑽は相互に無関係ではありませんし、重なり合う面も多いことから、内容面で明確に区別できるわけではないと思われます。

　そうだとすると、労働時間に該当しない自己研鑽であるかは、第一次的には主として医師が自主的に行っているものか、上司の指示や業務上の必要に迫られて行っているものかによって区別するほかないと思われます（前掲　労働基準局長通達参照）。

　方法として、医師の所定労働時間外の在院時間のうち診療業務を行った時間と上司の指示により活動した時間について申告させることで明確にし、この部分を労働時間として把握した上で、それら以外の時間は自己研鑽や研究等自主

的活動の時間と把握する方法があります。

逆に、医師に所定労働時間外の在院時間のうち自主的活動を行う時間について申告させ、労働時間に当たらない時間を明確にした上、それ以外の時間を労働時間として把握する方法もあり、これらを併用する方法も考えられます。

いずれの方法による場合でも、医師の自己申告された時間が前提となるため、労働時間の過少申告（労働時間ではない活動時間の過大申告）がなされていないか（上司の意向等により労働時間の申告を抑制するよう事実上の圧力がかかっていないか）、労働時間の過大申告（労働時間ではない活動時間の過少申告）がなされていないかには注意が必要です。

前記自己研鑽通達においても、医師の自己研鑽の時間を上司への申告制とした例が挙げられ、申告された場合における上司の対応として、

- 本来業務及び本来業務に不可欠な準備・後処理のいずれにも該当しないこと
- 当該研鑽を行わないことについて制裁等の不利益はないこと
- 上司として当該研鑽を行うよう指示しておらず、かつ、当該研鑽を開始する時点において本来業務及び本来業務に不可欠な準備・後処理は終了しており、本人はそれらの業務から離れてよいこと

の確認を行うことが挙げられています。実態として、これら確認事項に該当する状況であれば、当該活動時間が裁判所等において労働時間と認定される可能性は低くなると思われます。

## 3.4　宿日直勤務の時間

### (1) 問題の所在

#### 1）病院等の宿日直勤務

病院や有床診療所等ベッドを有する医療機関では、診療時間外の夜間、休日であっても入院している患者の急変等に必要な対応ができるよう医師が待機し

ている必要があります。医療法16条においても「医業を行う病院の管理者は、病院に医師を宿直させなければならない。」と定められており、医師が夜間にも泊まり込んで待機することを求めています。

夜間救急対応をしている医療機関では、夜間であっても救急搬送があり医師が待機し、搬送された患者に対して必要な治療を行う必要があります。三次救急に指定されている病院や、ICUのある高次医療機関では多くの医師が夜間・休日においても通常と変わらない業務を行っている場合もあります。

また、医療機関によっては、施設に泊まり込んでいない医師についても医療機関からの連絡に対応し、場合によっては医療機関に駆け付けられるように備えておくという体制（宅直、オンコール）をとっていることがあります。

このように夜間休日における医師の業務は様々ですが、いわゆる宿日直業務では、必ずしも緊急対応等の実働があるとは限りませんし、実働があった場合でも待機している時間の方が長いのが通常です。他方、宿日直の業務の時間全体としては長時間に及びますので（所定労働時間が午前8時から午後5時までの医療機関の場合、宿直業務では午後5時から翌朝8時までの15時間勤務になります）、待機の時間も含め、そのまま労働時間となるとすれば、労働時間の上限規制をクリアする上で大きな障壁となります。

## 2）宿日直勤務と労働時間に関する問題点

この宿日直勤務の時間が労働時間に該当するかについては、労務管理上以下の2つの問題に分けて考えることができます。

① 宿日直等、実働をしていない時間が長い業務において、その全ての時間が労働時間に該当するのか、実働した時間のみが労働時間に該当するのか

② 宿日直等の時間の全てが労働時間に当たるとして、いわゆる宿日直許可制度により、労働基準法上の労働時間規制の適用を受けない扱いが可能か

しばしば、上記問題点を混同して議論がなされている場合もありますが、上記2つの問題は別の問題ですので区別して考える必要があります。

## (2) 待機時間が労働時間に該当するか

### 1) いわゆる手待時間の労働時間性

　宿日直勤務時間中には、医師は呼び出しがない限り院内で自由に過ごすことができ、仮眠をとることも可能です。実労働を行うことなく待機している時間を一般に手待時間といいますが、手待時間は労働時間に該当するでしょうか。

　この点について最高裁平成14年2月28日判決（大星ビル管理事件）は、「上告人（※注　労働者）は、本件仮眠時間中、労働契約に基づく義務として、仮眠室における待機と警報や電話等に対して直ちに相当の対応をすることを義務付けられているのであり、実作業への従事がその必要が生じた場合に限られるとしても、その必要が生じることが皆無に等しい等、実質的に上記のような義務付けがされていないと認めることができるような事情も存しないから、本件仮眠時間は全体として労働からの解放が保障されているとはいえず、労働契約上の役務の提供が義務付けられていると評価することができる。したがって、上告人らは、本件仮眠時間中は不活動仮眠時間も含めて被上告人（※注　使用者）の指揮命令下に置かれているものであり、本件仮眠時間は労基法上の労働時間に当たるというべきである。」と判示して、仮眠室における待機時間について労働時間に該当することを認めました。

　待機時間が労働時間に該当するかという問題に関し一般的な基準を示したもので、医師の宿日直勤務やオンコール待機等についてもこの大星ビル管理事件の判示を念頭に検討する必要があります。

### 2) 宿日直勤務の場合

　この考え方によれば医師の宿日直勤務における待機時間は、院内での待機が求められること、患者の急変や救急搬送等の事態において出動して対応することが義務付けられていることからすると、多くの場合、実態として労働からの解放が保障されているとは評価されないものと思われます。

　例えば、夜間の救急外来等で勤務中に、数名の医師が交替で仮眠をとり、救

急外来に来た患者への対応は仮眠をしていない医師が行うという業務実態であれば仮眠中の医師の仮眠時間は休憩時間であり、労働時間に該当しない可能性が高いと考えられます。他方、救急外来を担当する医師が1人である場合等、仮眠をとっていても患者が来た場合には起きて対応しなければならないのであれば、当該仮眠時間も労働時間に該当すると思われます。

### 3) オンコール待機の場合

では、上記大星ビル管理事件に照らすと、オンコール待機についてはどのように考えればよいでしょうか。オンコール待機の実態も様々であり、一律にオンコール待機時間が労働時間に該当するともしないとも言い難いところです。

例えば、オンコール中の待機場所が自由であり、コールの頻度が少なく、医療機関に行かなければならない頻度が稀であれば、オンコール待機時間全体が労働時間とは認め難いとの判断につながります（この場合でも実際にコールを受けて対応した時間や、医療機関に行って対応した時間は当然労働時間に当たります）。

他方、オンコール待機日に頻繁にコールがある場合や、毎回呼び出される場合、「30分以内に医療機関に来なければならない」といったルールが厳格である場合、オンコール待機時間全体について労働から解放されているとは言い難く、全体が労働時間と認められる可能性が否定できないものと思われます。

裁判例でも、後述の大阪高裁平成22年11月16日判決（奈良県事件）や千葉地裁令和5年2月22日判決（医療法人社団誠馨会事件）ではオンコール待機時間の労働時間性を否定されていますが、横浜地裁令和3年2月18日判決（アルデバラン事件）では労働時間性が肯定されている等、具体的事情によって判断が分かれています。

## (3) 宿日直許可制度の適用を受けることができるか

### 1) 宿日直許可の制度

前記のとおり、宿日直勤務中の待機時間であっても労働から解放されている

とはいえず、大星ビル管理事件の示すとおり、全体が労働時間に該当する可能性が高いものと考えられます。他方、これまで、多くの医療機関において、医師の宿日直の時間を労働基準法上の労働時間とは扱っておらず、労働密度が低い待機的業務であるとして、手当のみを支払ってきた実態がありました。

労働基準法第41条3号は「監視又は断続的労働に従事する者で、使用者が行政官庁の許可を受けたもの」については、労働基準法上の労働時間、休日に関する規定を適用しないと定めています。それを受けて、労働基準規則23条では宿日直勤務について所定の様式により所轄労働基準監督署長の許可を受けた場合に、労働基準法32条の労働時間規制、休日規制を適用しないことを定めています。

---

**労働基準法　第41条**

この章、第六章及び第六章の二で定める労働時間、休憩及び休日に関する規定は、次の各号の一に該当する労働者については適用しない。
一　（略）
二　（略）
三　監視又は断続的労働に従事する者で、使用者が行政官庁の許可を受けたもの

---

**労働基準規則　第23条**

使用者は、宿直又は日直の勤務で断続的な業務について、様式第十号によつて、所轄労働基準監督署長の許可を受けた場合は、これに従事する労働者を、法第三十二条の規定にかかわらず、使用することができる。

---

すなわち、労働基準法41条3号に定める「断続的労働」に該当する宿日直業務について、労働基準規則23条の定める手続によって労働基準監督署長の許可を取得すれば、宿日直勤務の時間については、労働基準法上の労働時間規制が適用されないことになります。

これがいわゆる宿日直許可制度です。宿日直許可を受けた場合、宿日直中の時間は、労働基準法上の労働時間に関する規制（医師の働き方改革における労働時間上限規制もその1つです）が適用されない時間ということになります。

第3章　労働時間の判断基準と宿日直許可基準

## 2）宿日直許可制度の要件

労働基準法 41 条 3 号の要件は、「断続的労働であること」と「行政官庁の許可」です。

宿日直勤務が「断続的労働」であるとは、一般に、宿日直勤務の実態が後述の宿日直許可基準を充足するものであることを意味すると考えられています（この点は厳密には判例として確立しているとまではいえず、なおも議論の余地がありますが、本書ではこの見解を前提として記述します）。

宿日直における行政官庁の許可は、労働基準規則 23 条の「労働基準監督署長の許可」です。よって、宿日直許可制度が適用されるための要件は以下の 2 点ということになります。

①　宿日直勤務の実態が宿日直許可基準を満たすものであること

②　労働基準監督署長の許可を受けていること

労働基準監督署長の許可があれば、イコール宿日直制度の適用があると理解している方がいますが、そうではありません。正確には、形式的な許可だけではなく、実態として宿日直許可基準を充足されている必要があります。

例えば、大昔（宿日直許可基準が定められる前）に宿日直許可を受けていた医療機関において、実態として現在の宿日直許可基準に適合しない状態で宿日直を運用していた場合には、上記②の要件は満たしているとしても①の要件を満たしません。よって、労働基準監督署が立入検査等を行った場合、宿日直許可基準を満たしていないとして、（大昔に取得した）宿日直許可が取り消される可能性があります。また、医師が宿日直勤務中の時間を労働時間とした場合の未払賃金を請求した場合、裁判所においても宿日直許可制度の適用を認めることができず、労働基準法所定の割増賃金の支払を命じられることになると思われます（宿日直勤務が全て労働時間とされた場合、医師の給与、勤務実態によっては 1 人でも数千万円の未払賃金となることがあります）。

医療機関としては、宿日直許可制度の適用を受けたいのであれば、宿日直許可を受けることは当然として、宿日直勤務の実態を宿日直許可基準に適合させる必要があります。

64

なお、宿日直許可基準の具体的内容については、「3.6　医師の宿日直許可の考え方」で解説されていますので、ここでは割愛します。

## (4) 大阪高裁平成 22 年 11 月 16 日判決（奈良県事件）

### 1) 事案の概略

宿日直許可制度の解釈に関し、リーディングケースともいえる判決が大阪高裁平成 22 年 11 月 16 日判決（原審奈良地裁平成 21 年 4 月 22 日判決　奈良県事件）です。

奈良県事件では、宿日直許可を受けていた高度急性期病院における産婦人科医師の宿日直勤務の実態について、結論として労働基準法 41 条 3 号の「断続的労働」には該当しないと判断して宿日直許可制度の適用を否定しました。またオンコールについて医師ら自身による自主的なオンコール体制について労働時間に該当しないと判断しました。

医師の働き方改革を推進し、宿日直許可の取得、または運用を検討していく上で大変参考になる判決です。

なお、当該病院は当時自治体が直接運営していた公立病院であったため勤務条件は条例で規定されていましたが、その場合でも宿日直許可に関係する労働基準法は民間と同様に適用されます。以下混乱しないよう、「労働時間」等の用語については民間の医療機関と同様のものに置き換えて記載します。

第3章　労働時間の判断基準と宿日直許可基準

| 大阪高裁平成22年11月16日判決（原審奈良地裁平成21年4月22日判決　奈良県事件）事案の概略 |
| --- |
| 原告医師らは、県が設置運営する被告病院の産婦人科に所属する医師であり、被告病院産婦人科では原告医師らを含む5名の医師が勤務していた。 |
| 当時被告病院にはNICU（新生児集中治療室）9床、MFICU（母体・胎児集中治療管理室）1床があり、産婦人科の病棟病床数46床、平成16年度の1日平均患者数41.1人、1日平均外来患者数90.3人、時間外救急患者数1395人であった。また、平成16年の分娩件数は633件、平成17年の分娩件数は573件であった。 |
| 被告病院では、月曜日から金曜日までの午前8時30分から午後5時15分までの通常の勤務に加え、午後5時15分から翌朝8時30分までの宿直勤務、土日祝日における午前8時30分から午後5時15分までの日直勤務があった。<br>このほか、被告病院の産婦人科では、医師が宿日直勤務以外に，自主的に「宅直」当番を定め，宿日直の医師だけでは対応が困難な場合に，宅直医師が奈良病院に来て宿日直医師に協力し診療を行っていた。 |
| 被告病院は、昭和52年10月に宿日直勤務について労働基準法41条3号、労働基準規則23条に基づく労働基準監督署長の許可を取得しており、宿日直勤務については1回2万円の宿日直手当が支払われていた。 |
| 宿日直勤務中に患者の治療等の通常業務を行った場合、オンコールに応じて病院に出勤し通常業務を行った場合には当該通常業務の時間に対する時間外割増賃金を支払っていた。被告病院が実施した調査のよると、平成19年6月1日から平成20年3月31日までの、産婦人科医師の、宿日直勤務中に通常業務に従事した時間の割合は、23.7％とされたが、実際は4割に近いものであった。 |

## 2）裁判所の判断の概要

　本件も様々な争点がありますが、本項との関連では以下の点が問題となりました。

① 　原告らの宿日直勤務時間全体が労働時間に当たるか

② 　原告らの宿日直業務に対して、宿日直許可制度が適用されるか

③ 　原告らを含む被告病院産婦人科医師が自主的に実施していたオンコール待機中の時間が労働時間に当たるか

### ア　①原告らの宿日直勤務時間全体が労働時間に当たるか

　この点について裁判所は、「一般に、労働基準法上の労働時間は、労働者が使用者の指揮命令下に置かれている時間をいうと理解されており、実作業に従事していない不活動時間が労働基準法上の労働時間に当たるかどうかは、労働者が不活動時間において使用者の指揮命令下に置かれていたものと評価することができるか否かにより客観的に定まるとされている。」、「不活動時間において、労働者が実作業に従事していないというだけでは、使用者の指揮命令下か

ら離脱しているということはできず、当該時間に労働者が労働から離れること
を保障されていて初めて、労働者が使用者の指揮命令下に置かれていないもの
と評価することができると解されている。」との、前記三菱重工長崎造船所事
件、大星ビル管理事件の基準を引用しました。

その上で裁判所は、被告病院の宿日直勤務が、県の業務命令に基づいて行わ
れ、医師が指揮命令下にあることは明らかであるとした上で、被告病院の宿日
直勤務は、宿直が平日休日を問わず午後5時15分から翌朝8時30分まで、日
直が休日（土曜、日曜、祝日）の午前8時30分から午後5時15分までという
時間を区切ったものであり、宿日直担当医は、宿日直勤務時間中実際に業務を
処理する時間以外の時間においても、宿日直業務から離れることを保障されて
いるとはいえない等として、宿日直勤務時間全体が労働時間に当たると判断し
ました。

**イ　②原告らの宿日直業務に対して、宿日直許可制度が適用されるか**

①、②につい宿日直許可制度が適用されるのであれば、原告らの宿日直業務
に労働基準法上の時間外労働の規制は適用されないことになりますから、被告
病院が宿日直業務に手当のみを支払う対応に問題はありません。

他方、宿日直許可制度が適用されないのであれば、仮眠時間や手待時間を含
む全時間について労働基準法上の労働時間として扱う必要があります（前記大
星ビル管理事件のとおりです）。

本件では、被告病院は宿日直許可を取得していました。そのため、医師の宿
日直中の勤務実態が、労働基準法41条3号の「断続的労働」といえるもので
あるか、が問題となりました。

裁判所は、この点について、要旨以下のとおり判断し、労働基準法41条3
号の「断続的労働」に該当しないと判断しました。

---

平成16年1月から平成17年12月までの間において、原告医師Aは月
平均8.75回の、原告医師Bは月平均8.875回の宿日直業務に従事してお

り、この点で既に上記宿日直許可基準の限度を超えている。

また、産婦人科医師による日直は、通常勤務と連続して32時間、土曜日と日曜日に連続して日直を担当する場合は通常勤務とあわせて56時間の連続勤務になることもあったことが認められ、宿直に関しても、通常勤務と連続しない配慮がされていた形跡は窺えない。

以上によれば、被告病院の産婦人科医師の宿日直勤務は、その具体的な内容を問うまでもなく、外形的な事実自体からも、労働基準監督署長が断続的な宿直又は日直として許可を行った際に想定していたものとはかけ離れた実態にあった、ということができる。

このことに照らすと、労働基準監督署長が被告病院の宿日直勤務の許可を与えていたからといって、そのことのみにより、原告医師らの宿日直業務が労働基準法41条3号の断続的業務に該当するといえない。

また、通常業務について、要旨以下のとおり判断しました。

被告病院の産婦人科は、平成16年中において1,445人（1日平均3.95人）の時間外救急患者を受け入れたのであり、このことは県の周産期医療体制下で同病院が置かれた立場からすると不可避のことであった。また、同年中に、被告病院では397件の宿日直時間帯の分娩（1日平均1.1件）があったが、これも被告病院が置かれた立場からすると当然のことと思われる。

被告病院の産婦人科の宿日直担当医に対しては、これらに対処することが当然予定・要請されていたのであり、このことに照らすと、被告病院の宿日直医がこれらの要請に対処することは、到底「突発的（思いもよらないこと）」と評価できるものではなく、むしろ「常態（当然予定されていること）」と評価すべきことは明らかである。

しかも、被告病院の産婦人科医の平成16年、平成17年当時の宿日直勤務の実態から、「同勤務中に救急患者への対応等の通常の労働が突発的に

> 行われることがあるものの、夜間に十分な睡眠時間が確保できる場合」に
> は到底当たらず、「同勤務中に救急患者の対応等が頻繁に行われ、夜間に
> 充分な睡眠時間が確保できないなど、常態として昼間と同様の勤務に従事
> することとなる場合」に該当する。
>
> 　したがって、厚生労働省労働基準局長要請によれば、労働基準監督署長
> が、昭和52年10月7日付けで、被告病院に対して与えていた断続的な宿
> 直又は日直勤務の許可は、本来、取り消されるべきものであった。

　裁判所は、被告病院が昭和52年に宿日直許可基準を受けていたにも関わら
ず、被告病院の宿日直の実態を詳細に認定し、被告病院の宿日直勤務が労働基
準法第41条3号の断続的労働に該当しないと判断しました。

　また、厚生労働省労働基準局要請による、「通常業務」が「稀」か「常態」
であったかについても被告病院の宿日直の実態から、「到底「突発的（思いも
よらないこと）」と評価できるものではなく、むしろ「常態（当然予定されて
いること）」と評価すべきことは明らかである。」と判示しました。

　結論として、被告病院を開設する県に対し、原告医師2名に合計1,539万
6,735円と遅延損害金の支払いを命じた原審（奈良地裁平成21年4月22日判
決）が維持されています。

## ウ　③原告らを含む被告病院産婦人科医師が自主的に実施していたオンコール
　　待機中の時間が労働時間に当たるか

　裁判所は、病院に宅直（オンコール）に関する規定がなく、当番医は産婦人
科医の自主的な話し合いによって定まり、宅直当番医間でのいわば自主協定で
あり、宅直当番医名が病院に報告されることもなく、宿日直の助産婦や看護師
にも知らされていないこと、病院の産婦人科医師5人が宅直で病院に呼び出さ
れる回数は、平成16年、平成17年当時も、年間6～7回位程度にすぎなかっ
たこと、病院における宅直制度は、上記のような、宿日直担当医以外の全ての
産婦人科の医師全員が連日にわたって応援要請を受ける可能性があるという過

大な負担を避けるため、被告病院の産婦人科医が、そのプロフェッションの意識に基づいて、当該緊急の措置要請（応援要請）を拒否することなく受けることを前提として、その受ける医師を予め定めたものであり、産婦人科医らの自主的な取組みと認めざるを得ないと判断しました。

また、被告病院の産婦人科医らには、宅直を担当する日においては、自宅を離れないようにする、飲酒を控える等の負担ないし気配りが求められ、精神的な緊張や負担も相当程度あるとしつつも、宅直を担当しない日においては、これらの負担からは一応解放されると考えられることに照らすと、これを半年、1年単位でみれば、上記宅直制度の下における医師らの負担が、宅直制度がなく、宿日直担当医以外の全ての産婦人科の医師らが連日にわたって上記緊急の措置の要請を受ける可能性がある場合の負担に比べれば、過大であるとはいえないとし、結論として被告病院からの黙示の業務命令によるものと認めるのは困難であると判断しました。

本件のオンコール制度は、医師が自主的に作ったものでやや特殊な事例であったといえますが、実際には病院や診療科長主導でオンコール体制が組まれている場合も多いと思われます。奈良県事件のオンコール制度に対する判断が必ずしも一般的に適用できるわけではないことに注意する必要があります。


### 3）奈良県事件のポイント

奈良県事件のポイント（宿日直の部分）を整理すると以下のとおりです。

#### ア　宿日直中の待機時間

本件においても宿日直勤務中の仮眠時間や待機時間が労働時間に該当するかが争われていますが、前記大星ビル管理事件の判断を踏襲し、労働から解放されていたとはいえないと判断しています。

この点は、宿日直を実施する多くの医療機関に同様に当てはまるものと考えられますので、医師の働き方改革を進めていく上では、宿日直勤務においては、宿日直許可制度の適用を受けない限り、実際に実働した時間だけではなく待機時間も含めた全勤務時間が、労働時間上限規制の対象とされるという前提

で検討せざるを得ないと思われます。

### イ　宿日直許可制度適用の要件について

　宿日直制度が適用される要件として、労働基準監督署長の許可に加え、宿日直勤務の実態が労働基準法41条3号の「断続的労働」といえることが必要とした上で、宿日直について「断続的労働」に当たるかを判断する上で厚生労働省の許可基準に適合するかによって判断しました。

　宿日直を行う医療機関は、宿日直許可だけを得ればよいというわけではなく、実態として宿日直許可基準を満たしていない状態であれば、労働基準監督署の立入検査等において既に取得した宿日直許可を取り消されるリスク、宿日直許可があるにも関わらず労働基準監督署から、医師の宿日直勤務の全時間について労働基準法に従った時間外割増賃金、休日割増賃金等を支払うよう是正勧告を受けるリスク、さらには医師からの未払賃金請求等において裁判所から、宿日直勤務の全時間について労働基準法に従った時間外割増賃金、休日割増賃金の支払を命じられるリスク等様々な法的リスクを抱えることになります。

### ウ　宿日直許可制度において許容される通常業務の頻度・内容

　厚生労働省の通知において、医療機関の特質上、宿日直勤務中に稀に通常業務が行われることは否定されていませんが、通常業務が「常態」となっている場合には宿日直許可は認められないとされています。

　本判決では、宿日直勤務において予定されている通常業務が「稀」か「常態」かについて、「稀」＝突発的、思いもよらないこと、「常態」＝当然予定されていること、であるとして、宿日直業務の実態に照らして、どの程度の通常業務が予定されていたかを問題としているものといえます。

　結論として、裁判所が認定した通常業務の分量（1回の宿日直の時間中4分の1程度）では、稀とはいえないと判断され、むしろ常時その程度の通常業務があることについて常態であるといえると判断されました。

第3章　労働時間の判断基準と宿日直許可基準

　この判断については、裁判所の確定的な見解はいえず、より緩和された判断（例えば宿日直1回につき4分の1程度の通常業務が、稀であるとの判断）やより厳しい判断もあり得るところです。裁判所の考え方として参考にすべきではありますが、あくまで1つの事例における判断であり、一般的ルールが示されたと考えることはできません。

## エ　オンコールの体制について

　奈良県事件では、オンコール待機の時間は労働時間とはされませんでした。とはいえ、被告病院のオンコール体制は原告医師ら被告病院の産婦人科医が自主的に始めたもので、行動の拘束も厳格なものではなく、実際に病院に行く頻度も高くはなかったものですから、すべての医療機関のオンコール体制に適用できるものではありません。

　病院主導でオンコール体制が敷かれ、行動への拘束が強く、コールや病院への出動の頻度が高い場合にはオンコール待機時間が労働時間と認定される可能性があることに注意が必要です。

　例えば、横浜地裁令和3年2月18日判決（アルデバラン事件）では、訪問看護ステーションの看護師が勤務時間外において施設の利用者や入居者が緊急で看護を要する状態になった時、直ちに対応できるようオンコール待機し、頻度として8回に1回程度の呼び出しがあったという事案において、オンコール待機時間全体を労働時間と認めています。

　他方、千葉地裁令和5年2月22日判決（医療法人社団誠馨会事件）では、緊急性の比較的高い対応のみ求められていたことや、電話対応が短時間であったこと、電話対応の回数が多いとはいえないこと、場所を拘束していないこと等の事情からオンコール待機時間を労働時間とは認めませんでした。

　このようにオンコールについては、具体的事情によって裁判所の判断が分かれ得る難しい問題であるといえます。

3.4 宿日直勤務の時間

## (5) 宿日直に関するその他の判例

宿日直については、奈良県事件以外にもいくつか裁判例が存在します。これらの裁判例も裁判所の考え方の傾向を知る上で参考になると思われます。

### 1) 東京地裁平成 15 年 2 月 21 日判決（大島診療所事件）

本件は、労働基準監督署が診療所に対して宿日直許可を出していたところ、宿日直許可基準に適合しなかったにも関わらず許可を出したことについて、診療所で勤務する看護師が労働基準監督署（国）に対して慰謝料を求めて提訴した事案です。

裁判所は、本件申請における宿日直の勤務態様が「ほとんど労働をする必要がない勤務」であって「昼間と同態様の労働に従事することが稀」であったとは到底認められず、許可基準を満たしていなかったと判断した上、宿日直制度は、労働時間法制の例外を認めるものとして厳格な判断のもとに行われるべきであり、労基署長としては慎重に調査を尽くすべき職務上の注意義務違反があるとして、許可を出した労基署長の過失を認め、国に対して慰謝料 50 万円の支払を命じました。

特殊な事案ではあるものの、裁判所の労働者保護のために厳格な判断を行う姿勢が窺えるところです。

### 2) 東京地裁平成 19 年 3 月 14 日判決〔新宿労働基準監督署長（立正佼成会）事件〕

小児科医師が過労により自殺した事案で、裁判所は業務起因性を判断する過程において、実際に 6 時間程度の睡眠を取り得る程度の仮眠可能時間がある日は、3 月中の宿直日でも 3 日ほどしかなく、診療の多くは睡眠が深くなる深夜時間帯におけるものであること等から、十分な睡眠は確保できるものではなく、少なくとも、疲労を回復し得る程度の深い睡眠を確保することは困難であったと言わざるを得ないと判断し、他の事情も合わせて結論として業務起因

73

第3章　労働時間の判断基準と宿日直許可基準

性を認めました。

### 3）東京地裁平成29年6月30日判決（医療法人社団恵育会事件）

　本件において病院は日中の通常の勤務と、宿日直中の勤務を別々の労働契約とし、宿日直勤務中の業務は、通常の業務とは別の労働契約に基づくものであるとして宿日直勤務時間について、時間外労働等による割増賃金の支払を免れようとしましたが、裁判所は、宿直または日直の勤務のみの労働を別個の労働契約とすることで規制を免れることは許されず、原告医師の当直勤務は労基署長の許可を得ていないから、原告医の当直勤務は宿日直であることを理由に割増賃金の支払義務を含む労働時間の規制を免れることはできないと判断しました。また、宿日直勤務中は、睡眠その他の不活動時間も被告診療所で待機し、必要に応じて直ちに診療に従事することが義務付けられ、当該時間に労働から離れることが保障されているとはいえないから、手待時間を休憩時間とは認めず、全体として手待時間を含む労働時間に当たると判断しました。

### 4）長崎地裁令和元年5月27日判決（前掲　長崎市立病院機構事件）

　すでにご紹介したとおり、医師の様々な活動時間が労働時間に該当するかについて判示していますが、宿日直業務については、救急患者が来院する等した場合には速やかに対応を行うことが義務付けられており、平均仮眠時間は3時間ないし6時間程度であることに照らせば、労働から離れることが保障されていたとはいえず、全体として労働時間に該当すると判断しました。

　本件は、厳密には奈良県事件のように宿日直許可制度の適用について争われたものではありませんが、仮にこの件で病院が宿日直許可を得ていたとしても、救急患者への対応が予定され、平均仮眠時間が3時間ないし6時間程度であったことからすれば、通常労働が稀であったとはいえないと判断された可能性が高く、結果として宿日直許可制度の適用は否定されていたと考えられます。

### 3.4 宿日直勤務の時間

## 5）奈良地裁平成 31 年 4 月 25 日判決ほか（奈良県事件第 7 次訴訟ほか）

　前記奈良県事件判決以降も、同事件の原告医師らは、奈良県事件で審理対象とならなかった期間の割増賃金について提訴を繰り返しています。これらの訴訟すべてについて判決全文が公開されているわけではありませんが、以下の経緯で訴訟が提起され、いずれの訴訟においても概ね同様の争点が争われ、奈良県事件と同様の判決が下されたようです。

　これらの訴訟は実質的に見ると一連のもので、独立した判例が集積されているとはいえません（第 7 次訴訟の判決文を読む限り、宿日直勤務の実態について大きな変更はなされていないようであり、そうであれば当初の奈良県事件と同様の判決が下され続けるのもある意味で当然です）。とはいえ、第 1 次訴訟から第 7 次訴訟までの間、裁判官が入れ替わっているにも拘わらず奈良県事件の考え方が維持されていることから、奈良県事件の考え方は多くの裁判官にとって賛同されるものであるとも考えられます。

## 【宿日直に関するその他の判例】

| 裁判例 | 宿日直に関する判断（要旨） |
|---|---|
| 東京地裁平成15年2月21日判決（大島診療所事件） | 宿日直の勤務態様が「ほとんど労働をする必要がない勤務」であって「昼間と同態様の労働に従事することが稀」であったとは認められず、許可基準を満たしていなかった。 |
| 東京地裁平成19年3月14日判決〔新宿労働基準監督署長（立正佼成会）事件〕 | 実際に6時間程度の睡眠を取り得る程度の仮眠可能時間がある日は、3月中の宿直日でも3日ほどしかなく、診療の多くは睡眠が深くなる深夜時間帯におけるものであること等から、十分な睡眠は確保できるものではなく、少なくとも、疲労を回復し得る程度の深い睡眠を確保することは困難であった。 |
| 東京地裁平成29年6月30日判決（医療法人社団恵育会事件） | 宿直または日直の勤務のみの労働を別個の労働契約とすることで規制を免れることは許されず、原告医師の当直勤務は労基署長の許可を得ていないから、原告医の当直勤務は宿日直であることを理由に割増賃金の支払義務を含む労働時間の規制を免れることはできない。<br>宿日直勤務中は、睡眠その他の不活動時間も被告診療所で待機し、必要に応じて直ちに診療に従事することが義務付けられ、当該時間に労働から離れることが保障されているとはいえないから、手待時間を休憩時間とは認めず、全体として手待時間を含む労働時間に当たる。 |
| 長崎地裁令和元年5月27日判決（長崎市立病院機構事件） | 救急患者が来院するなどした場合には速やかに対応を行うことが義務付けられており、平均仮眠時間は3時間ないし6時間程度であることに照らせば、労働から離れることが保障されていたとはいえず、全体として労働時間に該当する。 |

第3章 労働時間の判断基準と宿日直許可基準

**【奈良県事件の推移】**

| | 裁判所・判決日 | 対象となった未払賃金 |
|---|---|---|
| 第1次訴訟 | 奈良地裁平成21年4月21日判決<br>大阪高裁平成22年11月16日判決 | 平成16年〜17年分 |
| 第2次訴訟 | 奈良地裁平成25年9月24日判決<br>大阪高裁平成26年12月19日判決 | 平成18年〜19年分 |
| 第3次訴訟 | 奈良地裁平成27年2月26日判決<br>大阪高裁平成27年12月25日判決 | 平成20年〜21年分 |
| 第4次訴訟 | 奈良地裁平成28年4月28日判決<br>大阪高裁平成29年4月21日判決 | 平成22年〜23年分 |
| 第5次訴訟 | 奈良地裁平成31年4月25日判決 | 平成24年分 |
| 第6次訴訟 | 奈良地裁平成31年4月25日判決 | 平成25年分 |
| 第7次訴訟 | 奈良地裁平成31年4月25日判決 | 平成26年分 |

## (6) 医師の働き方改革を進める上でとるべき対応

　医師の働き方改革において労働時間上限規制を満たすためには、個々の医師の時間外労働をいかに削減するかが重要ですが、宿日直を行っている医師について、当該宿日直勤務時間の全てを労働時間とされるとすれば、医師の時間外労働時間が非常に多くなり、労働時間上限規制を満たすことが困難となります。

　加えて、宿日直許可制度が適用されない状態で宿日直勤務をさせれば、宿日直を担当する医師について、宿日直勤務の時間全部について時間外割増賃金や休日割増賃金等が発生していることになりますが、例え現時点において医師から請求等がないとしても、今後医師の労働者意識が高まっていく中で、潜在的に、莫大な未払賃金支払義務を負うことは大きな経営上のリスクとなり得ます。

　医師の働き方改革を進める上で、宿日直許可制度が適用される体制を構築することは重要な課題といえるでしょう。

　宿日直許可制度の適用を受けるためには、①労働基準監督署長による宿日直許可を取得していること、②宿日直勤務が実態として労働基準法第41条3号

76

3.4 宿日直勤務の時間

の「断続的労働」と評価できるものであること（宿日直許可基準を満たしていること）、が必要ですから、宿日直許可を受けていない医療機関においては、まずもって勤務実態として宿日直許可基準を満たすことが可能かを検討し、宿日直許可を受ける必要があります。

夜間や休日に多くの通常業務が発生する医療機関では宿日直許可を受けることがもともと困難である場合もあり得ます。その場合、夜間、休日の業務について宿日直許可を受けることを断念し、変形労働時間制（いわゆるシフト制）等を活用して対応せざるを得ない場合もあります。

また、宿日直許可制度は、夜間や休日の全時間について、医療機関の労働者全体に一律適用されるものである必要はなく、各施設の実態に応じて、一部の時間だけの許可、一部の診療科や臨床部門だけの許可を受けることも可能とされています（令和元年7月1日　基発0701第8号「医師、看護師等の宿日直許可基準について」）。

例えば、所定労働時間が17時までである場合に、22時まではしばしば夜間救急外来に患者が来院するが、22時以降はほとんど患者が来院することはないという実態であれば、22時以降の時間について宿日直許可を取得することも可能です。あるいは、救急輪番制をとっている医療機関で、非輪番日には夜間業務がほとんどないという実態であれば、輪番日のみ宿日直を担当する医師を雇用して、非輪番日のみ宿日直許可を得て対応することも可能と思われます。

---

**令和元年7月1日基発0701第8号　　※一部抜粋**

宿日直の許可は、一つの病院、診療所等において、所属診療科、職種、時間帯、業務の種類等を限って与えることができるものであること。例えば、医師以外のみ、医師について深夜の時間帯のみといった許可のほか、上記1(2)の例示に関して、外来患者の対応業務については許可基準に該当しないが、病棟宿日直業務については許可基準に該当するような場合については、病棟宿日直業務のみに限定して許可を与えることも可能であること。

---

既に宿日直許可を取得している医療機関で、宿日直勤務の実態としても宿日直許可基準に適合している場合には特に問題はありませんが、過去に宿日直許

第3章　労働時間の判断基準と宿日直許可基準

可を取得しているが、現在において宿日直許可基準に適合しない実態となっている場合には、宿日直許可基準を取り消されることがないよう、改めて宿日直許可基準に適合する宿日直勤務となるよう業務実態を改善する必要があります。「許可さえあれば問題はない」との考えが誤りであることは既に述べたとおりですが、最悪の場合、巨額のバックペイ（過去に遡った未払賃金の支払）を命じられる可能性があることを認識すべきです。

　宿日直勤務についてアルバイトの医師を雇用する方法や、大学等から医師の派遣（法律的な意味の「労働者派遣」ではありませんが、慣例に従い、ここでは「派遣」と表記します）を受ける方法もありますが、他の施設で勤務している医師を雇用する場合、兼業・副業における労働時間の通算に注意する必要があります。

　すなわち、労働基準法38条1項は事業所を異にする場合においても労働時間を通算することを定めており、例え宿日直のみであっても他施設で勤務する医師を雇用する場合には、他施設の労働時間と通算して定める必要があります。通算の方法については、兼業副業ガイドラインにおいて示されていますが、非常に複雑である上、他施設における所定労働時間や実労働時間等についての確認が必要となります。

**労働基準法　第38条1項**

労働時間は、事業場を異にする場合においても、労働時間に関する規定の適用については通算する。

　宿日直許可を取得している医療機関が、宿日直許可制度の適用される宿日直業務についてのみ他施設の医師を雇用する場合であれば、労働基準法における労働時間規制が適用されず、上記労働時間の通算規定も適用されないことになります。そのため、大学病院等によっては、そもそも宿日直許可を受け宿日直許可制度が適用される宿日直業務についてのみ派遣を行う方針をとっている場合もあります。

78

## 3.5 医師の働き方改革と労働訴訟

医師の働き方改革は、労働基準法の改正とそれに基づく医師の労働時間上限規制の問題で、直接的には法令順守、労務管理の問題ということができますが、労働訴訟とも無関係ではありません。

例えば、医師が労働時間に対して労働基準法上必要な時間外割増賃金（残業代）が支払われていないとして残業代を請求する民事訴訟を提起することがあり得ます。医師は給与が他の職種と比べて高額であるため、労務管理体制の不備により医師の残業代が支払われていないと判断された場合、高額な残業代の支払を命じられる可能性があります。

また、昨今大きく報道されているとおり、医師が不幸にも過労による疾患で亡くなった場合（過労死）や、過労による自殺（過労自殺）等の労災事故があった場合、遺族から病院に対して損害賠償を請求する民事訴訟が提起されることがあります。病院の労働時間管理に不備があった場合、病院に雇用契約上の安全配慮義務違反があったと判断され、莫大な損害賠償を命じられる可能性があります。

さらに、労働基準法違反には刑事罰がありますから、労働基準法違反の労務管理を漫然と放置していた場合、管理者が訴追され刑事罰を受ける可能性があります。

このように医師の労働時間管理の不備は、常に労使紛争、労働訴訟につながるリスクをはらんでいます。ここ数年で現に現場の医師の意識も変わりつつあり、医師にも労働者としての地位、権利があることが自覚されるようになったと感じます。

今後、医師の働き方改革が進められる中で、病院の労務管理体制の不備について労働者としての権利行使をする医師が増え、結果として労使紛争、労働訴訟も増加すると考えられます。

これまで医療の現場では、医療提供体制の維持を最重視し、適正な労務管理

が行われていなかったと言わざるを得ませんでした。現状の医療は医療者の自己犠牲の上に成り立っていると評される所以です。本章で紹介した各裁判例からもわかるように、このような医療現場の実態に対し裁判所の態度は厳しく、医療機関にとって容赦のない判決が下されています。医療機関の管理者、経営者としては、医師の働き方改革により労働時間管理を適正に行うことは、病院や病院管理者を労働訴訟から守ることにもつながることを銘記すべきと考えます。

## 3.6　医師の宿日直許可の考え方

　医療機関にとって、労基法上の「宿日直許可」（断続的な宿直又は日直勤務許可）が下りるのと下りないのとでは雲泥の差があります。許可が下りればその宿日直業務は労基法上の労働時間・休憩・休日の規制外として扱えるようになります。一方、許可が下りなければその宿日直業務は通常の労働時間となり、ほとんどの場合、時間外手当または休日手当を支払うことになります。そして、ここにきて令和6年4月開始の医師の時間外労働の上限規制です。宿日直許可が下りなければ、上限規制を遵守できない恐れがあります。その法的リスクを避けるため、人員のやりくりや人件費増に対処することになり、難儀する事態に陥ることになります。よって、どのような基準をクリアすれば宿日直許可が下りるのかといった宿日直許可基準の情報は、医療機関にとって高い関心事となります。

　しかし、後に触れますが、現行の宿日直許可基準はあいまいな言葉が多く、この頻度やこの実働時間であれば、基準を満たす等と言い切るのが正直難しいです。良い意味では柔軟な解釈ができる余地を残しているということでもありますが、筆者が労働基準監督官として労基署に勤務していたときには、半ば手探りの状態で許可業務を進めることもありました。例えば「常態としてほとんど労働する必要のないこと」という許可基準があります。この「ほとんど」とはどこまでを指すのか判然としません。仮に業務量が拘束時間の2割程度（15

3.6 医師の宿日直許可の考え方

時間拘束なら実働3時間）が実労働時間であるような場合には、担当官として
は悩んでしまいます。そんなときは、調査対象期間中にたまたま業務が多く
なっただけで、数カ月通してみると少なくなるといった要素はないか等、ヒヤ
リングを重ねて許可基準をクリアできるか探ってみる場合もありました。全国
の医療機関や社労士仲間の話によると、今回の医師の宿日直許可基準について
は、労基署担当官等によって見解が異なる場合があり、緩い判断で許可される
場合もあるし逆もしかり。また、労基署・労働局・本省のそれぞれの見解に相
違があるケースもあると聞きます。

　この章では、許可基準が曖昧な部分を意図的に（？）残しているこの宿日直
許可について、医療機関が今後申請する上で参考となる情報をお伝えしたいと
思います。

## (1) 宿日直許可とは

　最初に宿日直許可について説明します。

　まず、宿日直とは、通常勤務を行っている正規職員等がその通常の所定労働
時間帯とは別の時間帯に、正規職員等の本来の業務は行わず、「常態としてほ
とんど労働する必要のない勤務」（S63.3.14基発第150号等）を行うことを指
します。根拠条文は、労基法41条3号や労基法施行規則23条です。

　宿直は主に夜間にわたり宿泊を伴って行い、日直は主に昼間に行う勤務形態
という違いがあります。宿直の典型例としては、所定労働時間が8時〜17時
の職員が、その勤務を終えた17時から翌8時まで、勤務場所に泊まって通常
業務とは全く異なる労働密度の薄い常駐業務を行うといった勤務です。労基法
では、このようにほとんど労働する必要のない勤務であれば、労基法で規制し
ている労働時間・休憩・休日の適用から外しても労働者保護に欠けないという
解釈で宿日直制度が成り立っています。

　この宿日直制度は、企業において行われる宿日直が、本当に労基法等でいう
宿日直に該当するのかを労基署長宛に申請させ、調査の結果該当していれば許
可するという許可制のもと運用されています。

81

第3章　労働時間の判断基準と宿日直許可基準

　宿日直許可が下りれば、以下のようなメリットを受けられ、医師の時間外上限規制に対応しやすくなります。

　・36協定上の限度時間等に含める必要がないため、A水準の年960時間やB・C水準の年1860時間に収められる
　・B・C水準で求められる「勤務間インターバル」が確保されたとみなされる
　・医師が兼業・副業として宿日直業務を行いやすくなるため、他の医療機関に応援を依頼しやすくなる

---

【参考】〜厚生労働省「医療機関の宿日直許可申請に関するFAQ（2022年7月29日ver.）」〜

Q．では、なぜ、宿日直許可の取得を検討する医療機関が増えているのでしょうか。

A．宿日直許可を受けた場合には、その許可の範囲で、労働基準法上の労働時間規制が適用除外となります。今後、令和6年4月から医師の時間外労働の上限規制がスタートしますが、

（1）宿日直許可を受けた場合には、この上限規制との関係で労働時間とカウントされないこと、

（2）勤務と勤務の間の休息時間（勤務間インターバル）との関係で、宿日直許可を受けた宿日直（9時間以上連続したもの）については休息時間として取り扱えること、

など、医師の労働時間や勤務シフトなどとの関係で重要な要素になることが考えられます。

---

　余談ですが、この宿日直許可とよく混同されるものに「監視・断続的労働に従事する者に対する適用除外許可」（労基署内では“監断の許可”などと呼ばれることが多い）があります。この監断の許可は、あくまで本業自体が監視又は断続的労働である場合に対象となるものであり、医師を対象にした申請はあ

3.6　医師の宿日直許可の考え方

まりないと思われます。

## (2) 宿日直許可基準について

次に、医師の宿日直許可基準（3点）についてみていきます。

① 許可対象となる業務について

許可の対象となるかどうかは、次のような基準に沿って総合的に判断されます。

・通常業務とは異なる、軽度または短時間の業務であること
・救急患者の診療等、通常業務と同等の業務が発生することはあっても、その頻度がまれであること
・宿直の場合は、相当の睡眠設備があり、夜間に十分な睡眠を取り得ること
・通常業務の延長ではなく、通常の勤務時間の拘束から完全に開放された後の業務であること

（厚生労働省「医師の働き方改革　2024年4月までの手続きガイド」）

なお、一般的な宿日直許可基準の中には「常態として、ほとんど労働をする必要のないこと」という要件があり、上記基準とどちらをクリアすればよいか一見するとわからないかもしれません。この点、医師、看護師等の医療従事者に関してはその特殊性から上記の許可基準の細目が定められており、上記基準を満たせば許可対象となる業務に該当すると理解してください。

また、別の論点として、上記基準をみると「軽度」、「短時間」、「まれ」、「十分な睡眠」等、定義に幅をもった表現が散見され、基準の明快さに欠けていると言えます。どの程度が基準に合致するかは厚労省や都道府県労働局などが公表している許可・不許可事例から推測していくことになります。

② 宿日直手当について

宿日直手当の最低額は、当該事業場において宿直又は日直の勤務に就くことの予定されている同種の労働者に対して支払われている賃金の一人1日平均額の1／3以上であることが求められます。

83

第 3 章　労働時間の判断基準と宿日直許可基準

③　宿日直の回数について

宿直勤務については週1回、日直勤務については月1回が限度となります

## 宿日直許可について

宿日直許可のある業務に従事する時間は、
労働時間や休憩に関する規定は適用されません。
宿日直許可の申請は、管轄の労働基準監督署で受け付けています。
※宿日直許可がなくとも医療法に基づく宿直を行わせることは可能です。

### 宿日直許可とは？

宿日直中の勤務実態が、労働密度が低く十分な休息をとることが可能と認められる場合には、労働基準監督署から「宿日直許可」を得ることができます。

宿日直に従事する時間は労働時間ですが、宿日直許可の対象となった業務に従事する時間は、労働基準法の労働時間規制の対象から除外されます。

宿日直許可の回数は、原則（例外あり）、同一医師の宿直が週1回、日直が月1回以内です。許可回数を超えて宿日直に従事させた場合、超過分について通常の労働としての取扱が必要です。

### 対象となる業務は？

医療機関全体でなく、一部の診療科や時間帯に限った形でも申請できます。

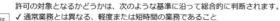

許可の対象となるかどうかは、次のような基準に沿って総合的に判断されます。
✓ 通常業務とは異なる、軽度または短時間の業務であること
✓ 救急患者の診療など、通常業務と同等の業務が発生することはあっても、その頻度がまれであること
✓ 宿直の場合は、相当の睡眠設備があり、夜間に十分な睡眠を取り得ること
✓ 通常業務の延長ではなく、通常の勤務時間の拘束から完全に開放された後の業務であること

### 許可取得の流れは？

申請書に必要事項を記載の上、管轄の労働基準監督署に申請をします。
その後、労働基準監督署による書面調査・実地調査を経て、許可の判断が行われます。

勤改センターで、各医療機関の状況に応じたご相談への対応や、
実際に申請を行うまでのサポートを行っています。
また、厚生労働省本省に相談窓口を設置しています。
ぜひ、お気軽にご連絡ください。

医療勤務環境　　　　本省相談窓口　　　　労働基準監督署
改善支援センター　　　　　　　　　　　　　　（申請先）

出所：厚生労働省「医師の働き方改革　2024年4月までの手続きガイド」

3.6　医師の宿日直許可の考え方

（週1回のため、日曜を起算とする週の場合、同一の医師が第一週目の宿直を土曜日、第二週目を翌日の日曜とするなども可能となりますが、健康上の配慮等が求められます）。

ただし、以下の要件をいずれも満たせば、宿日直業務の実態に応じて、上記回数を超えて許可される場合があります。

・事業場に勤務する18歳以上の者で法律上宿日直勤務を行うことができる者が宿日直勤務をした場合でも人数が不足していること

・勤務の労働密度が薄いこと

（厚生労働省「労働基準法の宿日直許可のポイント」）

なお、事業所ごとに認められた回数の範囲内で宿日直許可のある業務に従事することも可能です。つまり、同一の医師が、本務先で1回、兼業先で1回、宿日直許可のある宿直の業務に従事することが可能となります。この場合、従事者の健康やワークライフバランスに十分に配慮することが求められます。（厚生労働省「宿日直許可に関するFAQ（2022年7月29日ver.）」）

以上が宿日直許可基準の説明ですが、許可対象となる業務をもう少し理解して頂くため、厚労省が公表している許可事例から一事例を紹介します。おそらく、紹介されている20の許可事例のうち最も実働時間が長い事例であると思われます。

| 救急指定の別 | 二次救急病院 | | |
|---|---|---|---|
| 病床数（病院全体） | 380床 | 労働者数（病院全体） | 420人 |
| 許可取得した診療科・部門 | 精神科、神経科、内科、皮膚科、リハビリテーション科、歯科 | | |
| 宿日直許可の対象医師数 | 勤務医18人 | | |
| 許可取得した宿日直勤務時間帯 | 宿直（週1回）：17時15分〜翌8時30分 | | |
| 許可を取得した業務 | 緊急事態に備えての待機、定期回診、検食 | | |
| 労基署の調査概要 | 過去3か月間の実績を調査。<br>輪番日に最大2人の救急患者を受入。輪番日には医師2人、非輪番日には医師1人が宿直。<br>病棟を回診し、45人程度の要注意患者を目視確認し、回診結果をデータ入力（約40分）。睡眠中の患者が多く回診時間は僅か。<br>宿直日の夕食（約10分）、朝食（約5分）を検食。<br>救急患者の受入時の診察等に月平均7件程度。二次救急の輪番日に新規患者の受入の際は約2時間程度要するが、通常の救急外来で通院歴のある患者の受入の際は約1時間。入院患者の急変や死亡対応が月平均3件程度（1件約1時間）。 | | |

出所：厚生労働省「医療機関における宿日直の事例＜2022年6月現在＞」

労基署の調査概要の項目をみると、「救急患者の受入時の診察等」に1件2時間程度要する場合があると説明されています。一方、他の事例ではおおよそ

85

分単位の業務が軒並み挙げられているため、ここまでの業務時間であっても認められるといった境界線を示す参考事例であると言えるでしょう。

## (3) 宿日直許可申請について

申請に当たっては、申請書２部のほか、一定期間における業務日誌、宿泊設備の概要等、添付書類が決まっているため、関係機関にて確認を要します。特に、業務日誌はどの程度の期間のものを添付すればよいか聞かれることがあります。回答としては、１カ月程度を標準とするが、１カ月ではまれに発生する通常勤務が集中しているなどという場合には３カ月等、期間を延長させて提出することも考えられる、といった内容となります。

申請が受理されると、基本的に全件について労基署の実地調査が行われます。宿直であれば日誌や仮眠室のチェック、宿直者からのヒヤリング等が行われることになります。私が担当ではありませんでしたが、日誌に書いていない業務もある等と宿直者の一人から直接タレコミがあり、最終的に許可できなかったケースもありました。宿直者と医療機関との信頼関係が壊れることのないよう、当然ながら適正な日誌作成が求められます。

仮に不許可となった場合でも、内容を吟味精査した上で、再申請も可能です。

申請に当たっては、最初から労基署に相談してもよいですが、許可官庁でもあるため心理的に不安やためらいがあるのであれば、各都道府県に設置されている医療勤務環境改善支援センター（以下、「勤改センター」という。）に先に相談された方がよいでしょう。勤改センターでは医療機関に特化した宿日直許可申請に関する説明・助言のほか、宿日直許可申請時の監督署への同行支援も行っています。

## (4) 宿直業務に関する裁判例の紹介

最後に、違法な宿直業務に関する裁判例を紹介します。

概要としては、既に労基署に許可されていた宿直業務でしたが、実際のとこ

ろ宿日直勤務時間中に産科医が通常業務に従事した時間の割合が4割近くあり、許可を取り消されるべきものだったとして、宿日直勤務時間の全部について、労基法上の割増賃金を支払う義務があるとされた事案です（奈良県立病院産科医師事件）。本事案ではさらに、違法な時間外労働を行わせ、割増賃金も支払っていなかったとして労基署による書類送検も行われています。

宿日直許可書の文面には「許可した業務の態様と異なる勤務に従事させないこと」という条件が付されています。そのため、宿日直許可を得たとしても、医療機関側の事情等により、勝手に許可対象の業務を変えていくと、本事案と同様の結末になる危険性があるため、当然ですが適正な運用を心掛けていただきたいです。

## 【本事案の勤務の態様】

- 本件原告の産科医2人は、平成16～17年に、210回・213回の宿日直勤務をこなし、1人は計56時間連続して勤務したケースもあった。分娩件数の6割以上が宿日直時間帯で、約半数が異常分娩であった。
- 宿日直勤務時間中に通常業務に従事した時間の割合は実際は1審原告らが主張する4割に近いものであった。
- 産婦人科の当直医は、内規により、入院患者の正常分娩、異常分娩（手術を含む）及び分娩、手術を除く処置全般、家族への説明、電話対応等の処置を行うべきことが予定・要請されていたのみならず、病院に搬送される周産期患者に対して適切な処置を行うべきことが、当然予定・要請されていた。上記の各処置は、いずれも産婦人科医としての通常業務そのものというべきであり、産婦人科当直医の宿日直勤務は、労働密度が薄く、精神的肉体的負担も小さい病室の定時巡回、少数の要注意患者の定時検脈など、軽度又は短時間の業務であるなどとは到底いえない、とされた。

（出所：茨城労働局「医師、看護師等の宿日直許可基準について」）

# 第4章

## 医師の働き方改革を推進するための5つのステップ

第４章　医師の働き方改革を推進するための５つのステップ

## 4.1　医師の働き方改革は５つのステップで推進する

　医師の働き方改革は、医療の質と医師の健康確保を担保しながら推進しなければなりません。時間外労働時間の短縮が思うように進まず、ひとまずB・連携B・C水準へ移行したという医療機関も多いと思われます。

　そのような医療機関は、時間外労働時間（以下、「時間外」という。）の短縮を進めつつ、医療法で義務付けられた勤務間インターバルの対応に取り組むことが必要です。

　しかし、医療機関の担当者からは「どこから取り組めばよいのかわからない」、「課題が山積していて、どこにポイントを絞って対応すべきか困っている」といった声もよく聞かれます。

　そこで、私が関わっているいくつかの急性期病院における医師の働き方改革の進捗状況を参考に、医師の働き方改革推進のロードマップとして５つのステップに分けて整理しました。各医療機関は、この５つのステップの一つひとつの課題に対してチェックし、軌道修正が必要な課題があればそれを修正し、再度、医師の働き方改革の推進に向けて取り組んでいただきたいと思います（**図表4.1**）。

　５つのステップの一つめは、時間外の確認です。

　医師の時間外は、当該医師のキャリアや役割、さらには診療科のスタッフ数により大きく増減することがあります。医局による異動や専攻医の入職もあります。季節変動により患者数が増減する診療科もあるでしょう。時間外は、そういった要因から絶えず増減します。医療機関の幹部は、毎月それをしっかりモニタリングし、その増減の理由を確認しておく必要があります。

　次のステップは意識改革です。これは、一度やって終わりというものではありません。定期的に行うことが必要です。新たに入職される医師もいるからです。

　続いて、医師の業務負担軽減です。業務負担を軽減するために他職種へのタ

## 4.1 医師の働き方改革は5つのステップで推進する

スク・シフトを行ったのであれば、その効果の測定を行う必要があります。タスク・シフトにより、医師の時間外が本当に短縮されたのか検証しましょう。

医師の時間外が短縮できなかったならばその理由は何か、現場でのタスク・シフトが上手くいかなかったのか、それとも患者数が増えて、これまで以上に忙しくなったのか。その理由を医師からヒアリングしながら、課題・問題点を抽出して改善につなげることが重要と考えます。

続いて、労働時間の取扱いです。特に自己研鑽にかかる労働時間該当性の判断基準の作成と宿日直の取扱いが肝になります。この2つの課題の整理を適切に行わないと、タスク・シフトにより医師の業務は削減できても、時間外の短縮は思うように進みません。

最後のステップは、労働時間短縮計画を定期的にリニューアルし、PDCAを回すことです。加えて、B・連携B・C水準の対象医師に義務化された勤務間インターバルへの対応も必要です。これは、1,860時間までの時間外を認めつつ、医師の健康を確保するために導入された仕組みです。勤務間インターバルへの対応は、B・連携B・C水準に指定された医療機関にとっては最重要課

**図表4.1**

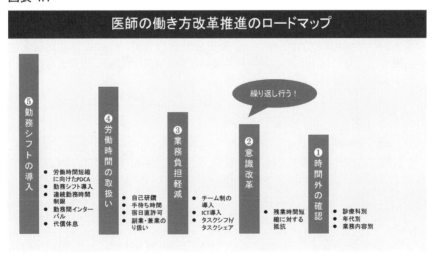

第 4 章　医師の働き方改革を推進するための 5 つのステップ

題といってもよいでしょう。その際は、医師の働き方に合わせた個別のオーダーメイドの勤務シフト導入が必要になります。それらの仕組みを適切に回すためには、アナログ的な管理では医師に大きな負担がかかることが懸念されます。就業管理システムにその管理機能を持たせて、システマティックに運用できる仕組みの構築が望まれます。

## 4.2　ステップ 1　時間外の確認

　まず、真っ先に行わなければならないのは、医師の時間外の確認です。年間 960 時間を超えている医師は全体の何パーセントいるのか。A 水準の上限は年間 960 時間ですので、1 カ月当たり 80 時間以上の時間外を行っている医師の労働時間を時系列で確認している医療機関が多いようです。そして、長時間労働が恒常化している医師の属性を把握します。加えて、長時間労働の要因を診療科ごとに把握できれば次のステップへの移行が容易になります。

　具体的には、各診療科を 3 つのグループに分類します。まず、「B 水準を適用するグループ」、次に「B 水準の適用の可能性があるグループ」、最後に「A 水準のままで運用可能なグループ」です（**図表 4.2**）。さらに、「B 水準を適用するグループ」の中でも特に長時間労働となっている医師の属性を把握するために、同様に 3 つのグループに分類します（**図表 4.3**）。このデータをもとに各診療科に対して、所属する医師の時間外を示し、その短縮に向けた取組みについて検討することになります。

4.2 ステップ1 時間外の確認

図表 4.2

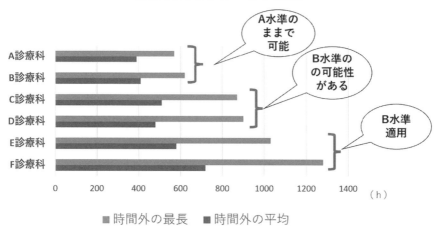

診療科を3グループに分類

図表 4.3

特に長時間労働になっている医師の属性

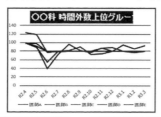
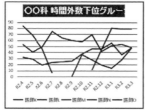
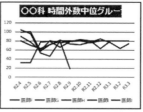

第 4 章　医師の働き方改革を推進するための 5 つのステップ

## 4.3　ステップ 2　意識改革

　医師の働き方改革は、意識改革なくして成し得ません。診療科長がまず医師の働き方改革の必要性を理解したうえで、部下の医師に対して意識改革を促すことが重要です。

　病院側は、医師の働き方改革についての管理者向けマネジメント研修会や一般職員向け説明会を定期的に繰り返し開催することが重要です。一回ぽっきりの説明会や時間外労働の上限規制の仕組みの話だけでは心に響かないでしょう。なぜ医師の働き方改革が必要なのか、今後の医療提供体制を維持するために院内で効率化を進め、積極的に働き方改革に取り組む必要があることを職員全員に理解してもらうことが重要です。

### （1）病院の事例

　当院では、人手不足で時間外が多い診療科に、医師の働き方改革の必要性の説明や労働時間短縮計画に盛り込む具体的計画の一つとして、変形労働時間制導入の提案をしたところ、ある診療科の若手医師から「時間外を削りたいだけだろ」という発言がありました。「医師の働き方改革は国の施策で病院として取り組まなくてはいけないのだ」という話をしても理解しようともしません。「自分たちは、これまでと同じでいい。誰も時間外を減らしたいなどと思わない」というような発言は時間外が少ない診療科の若手医師からも聞きこえてきます。働き方改革は遠い世界の話と言わんばかりです。

　「手技を指導医から学んでいる時間は労働時間ではない。自分たちはそうやってきた。こっちが指導の手当が欲しいくらいだ」と言うベテラン医師がいる一方、「病院にいる時間はすべて労働時間だ。給料が減ると困る」と主張する若手医師も存在していて、ジェネレーションギャップが強く感じられます。

　Ａ診療科のヒアリングにおいて、診療科長から「院長に稼働が落ちているから来年度に定員を 1 名減らすと言われている。そんな状態では、時間外は減

4.3 ステップ2 意識改革

らせられない。定員削減しなければ、労働時間は短縮できるのですが」と言われました。Ａ診療科は確かにコロナ禍で相当稼働が落ちています。そのような状況の中で、医師の定員を維持することは経営上厳しいかもしれません。

次にＢ診療科のカンファレンスを訪問し、時間外の現状を示したうえで、労働時間短縮計画の作成が必要になることをお話しました。その際、診療科長の口から出たのは、「『労働時間短縮計画』ではなく『労働時間延長計画』になっちゃうけどいいの？」という言葉でした。月に80時間を超えると幹部から叱られるので、80時間に抑えているようです。「実際の時間外を申請してよいのであれば、申請しますよ」とのこと。更なる時間外申請を認めると時間外が増えて病院の経営を圧迫するし、他科にも波及する。駄目だというと実態が分からないので働き方改革は進みません。

## (2) 課題解決へのポイント

診療科長へ医師の働き方改革のマネジメント研修を行い、診療科長から部下の医師に伝えていただくことになるわけですが、各医師がどこまで理解できるでしょうか。医師の働き方改革の正確な意義が伝わらないと、医師にとってはやらされ感を感じることになります。また、時間外労働の上限規制の仕組みが複雑であることや、労働基準法等の関連法令が難しく専門家でない限り、それらを正確に伝えることは困難です。まず、最も理解していただきたいのは、2040年に向けて人手不足は顕著になり、医師が現状の働き方を継続することが困難になるということです。特に時間外が多い若手医師にその理解を促すことが重要です。とはいえ、若手医師、特に専攻医は常に新たな診療知識の習得と患者さんの診療で精一杯なため、医療機関を取り巻く外部環境まで理解することは難しいのではないでしょうか。

そこで、冷静になったときにゆっくり考えてもらえるよう、若手医師向けの動画コンテンツを作成してアーカイブ配信するという方法もあります。その内容は、「少子高齢化は将来、私たちにどのような影響を及ぼすのか？」、「少子高齢化に対する政府の政策はどのようなものか？」、「地域医療提供体制はどう

第 4 章　医師の働き方改革を推進するための 5 つのステップ

なるのか？」、「それが私たちの働き方をどう変えるのか？」というような広い視野で考えてもらうきっかけになるものとします。そのうえで、時間外労働の上限規制の仕組みと最低限必要な労働関係法令の知識等を盛り込んでお伝えするようにします。

　また、時間外に上限時間を設けて、それ以上は許可しないという考え方は通用しません。それでは、時間外労働の上限規制の意味はないからです。後述の「労働時間該当性の判断基準」をしっかりと作成し、その基準で合法的に運用していただきたいと思います。

## 4.4　ステップ 3　業務負担軽減

　次に恒常的に長時間労働に陥っている医師の業務負担軽減策を考えます。例えばチーム制や複数主治医制の導入、タスク・シフト／シェア及び ICT の導入等がポイントです。

### (1)　病院の事例

　当院では長時間労働になっている A 診療科の医師の勤務実態を把握するために、長時間労働が恒常化している若手医師から個別に聞き取り調査を実施しました。

　聞き取り調査を実施するために 1 カ月間の労働時間のデータを就業管理システムから抽出して用意し、このデータを基に毎日の具体的な業務内容や診療体制、長時間労働が恒常化している主な要因を聞き取りました（**図表 4.4**）。長時間労働が恒常化している医師は若手医師、特に専攻医です。A 診療科の若手医師にヒアリングを実施したところ、若手医師は一つでも多くの症例経験が必要なため、難しい手術に助手として参加、簡単な手術には執刀医として参加しており、それらの業務で日中は忙殺されるために、他の業務が時間外に押し出されて、時間外が長時間に及んでいるということが分かりました。

　また、休日の回診当番は若手医師と中堅医師の 2 名で対応していますが、回

96

4.4 ステップ3 業務負担軽減

**図表 4.4**

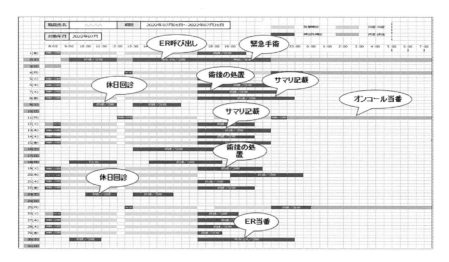

診当番がいるにもかかわらず、完全主治医制のため主治医も休日に来院し、回診しているという非効率な状態となっていました。

　休日の回診当番の若手医師は当日のオンコール当番医も担当しており、朝の回診が終わった後、帰宅せずに準夜帯まで病院で過ごすことが多いようです。救急外来から診療依頼されることが多い時間帯は、帰宅してもすぐに呼ばれてしまうため帰宅せずに居残っているというのです。そこで、業務負担軽減策のメニューとして、完全主治医制からチーム制への移行、他職種へのタスク・シフト、および診療科間のタスク・シェアが有効と考えました。

　チーム制の導入については医師の数が少ないと逆に負担が大きくなることから一定数の医師の確保が必要です。ただし、安易に医師を増やすことを考えるのではなく、タスク・シフト、タスク・シェアを進めて業務の軽減を図った上でチーム制を導入することが適切であると考え、まずは、タスク・シフト推進に向けて検討しました。臨床研修医へのタスク・シフトを考えましたが、臨床研修医は宿日直業務として救急外来のウォークイン患者の診療を担当しています。こうした宿日直業務は1カ月に6回程度あることから、1カ月60時間程

第4章　医師の働き方改革を推進するための5つのステップ

度の時間外になってしまいます。そうすると、ローテート先の診療科の時間外
は20時間以内としないと月80時間を超えてしまいます。それではローテート
先の診療科の業務まで担うことはできません。結局、臨床研修医については、
研修に特化するという結論に達しました。

　次に私たちは他職種へのタスク・シフトについて検討しました。法令改正が
行われ業務拡大がされた臨床検査技師・診療放射線技師・臨床工学技士へのタ
スク・シフトを推進できるよう、当該技師に研修費を支給し、研修に行かせる
よう計画しました。しかし、当該技師から「人手不足の私たちにタスク・シフ
トをするのであれば、人を増やしてほしい。医師が足りないのと同様に私たち
も人手不足だ。そもそも、こんなに忙しいのに同規模の他院に比べて技師が少
なすぎる」と逆に増員を要望されてしまいました。

　A診療科の若手医師たちに対してどんなタスク・シフトが時間外の短縮に
つながると思うか尋ねたところ、意見として最も多かったのが、特定行為研修
が修了した特定看護師の導入でした。「これまで若手医師の業務とされてきた
ドレナージの管理を集中的に行ってくれる特定看護師がいれば時間外の短縮に
つながる」という要望でした。特定看護師を募集することと並行して、特定看
護師に興味をもつ院内の看護師に研修受講を促すことにしました。

　最後に医師間のタスク・シェアによる業務軽減です。A診療科の若手医師
から「当科のような忙しい診療科もそうではない他の診療科と同様に夜間の救
急部門の診療業務を担当しています。そのためにその翌日は、当診療科のス
タッフが1名減となってしまい、時間外が増えているのです」と救急部門の診
療業務の軽減を要望されました。業務の繁閑を考慮し、なるべく忙しい診療科
の負担を減らすことができるよう診療科間で調整することとしました。

## (2) 課題解決へのポイント

　法令改正が行われ、他職種へいくつかの業務の移管も可能になりました。し
かし、他職種の職員をトレーニングして片っ端からタスク・シフトを進めると
いうのも効果的ではありません。他職種から人員増の要望となって跳ね返って

くるでしょう。医師からヒアリングを行い、「一番効果的なタスク・シフトは何か?」について要望を聴取する必要があります。その上で、1カ月間に何時間程度の時間外短縮につながるのかを算出してタスク・シフト導入の可否を判断することが肝要です。

　また、臨床研修医については研修に特化すべきか、もしくは戦力として活用するのかその位置づけを検討する必要があります。診療科間のタスク・シェアについては、小規模な医療機関であれば通常行われていますが、大きな医療機関になるほど診療科間の障壁が高くなります。医療機関全体で診療科間の業務負担を可能な限り平準化を図ることが必要でしょう。また、タスク・シフト／シェアという考え方から一歩進めて多職種連携という考え方で医師の業務負担を減らすことが重要であると考えます。

## 4.5　ステップ4　労働時間の取扱い（その1：労働時間該当性の判断基準）

　次に取り組むのは、労働時間該当性の判断基準の作成です。医師の在院時間を労働時間として認めてしまうと、タスク・シフト／シェアを推進しても時間外は短縮できないでしょう。どのような行為を労働時間として認めるか、客観的な判断基準を作成することが必要です。各診療科の特殊性を踏まえた判断基準の作成が望まれます。

### (1) 病院の事例

　当院では、医師のカンファレンスは、原則時間内とされていますが、どうしても時間外に及んだ場合は、1カ月20時間までの残業申請は許可されています。しかし、カンファレンスには患者の治療方針を決めるもの以外に、研鑽のためのカンファレンスもあります。

　医局会議でA診療科の診療科長より「当科では、休日明けは休日中に救急搬送された患者の症例を早朝に共有するため、始業時刻前のカンファレンスを

行っており、これらについてのみ、時間外として取り扱っているが、それ以外のカンファレンスに要した時間は、自己研鑽として取り扱っている。しかし、他科では20時間の上限まで一律に申請しているようだ。本当に必要なカンファレンスのみを時間外として認めるよう改めるべきだ」という意見がありました。

　他の診療科からは、時間外に行われる院内の研修会や休日に行われる院外の研修会への参加についても労働時間ではないかという意見もありました。また、時間外の申請基準を各診療科で作成していますが、それは時間外を削るためにやっているのだと抵抗している若手医師もいます。

## (2)　課題解決へのポイント

　医師の業務は独立性が強く、専門性が高いプロフェッショナルなので、上司の指示を細かに受けるわけではありません。業務遂行上の裁量が他の職種に比して大きいことから、労働と自己研鑽の二面性のある活動が多いと言われています。

　厚生労働省の「医師の働き方改革に関する検討会」では、医師の仕事について「労働と言われる部分と自己研鑽という部分が非常にモザイク状に存在していて、簡単には割り切れない。途中まで受け持ち患者の業務としてやっていても、途中からそのまま学習に移る等、切り分けが極めて難しい」といった意見が構成員からありました。

　労働と自己研鑽のモザイクを整理するため、厚生労働省から「医師の研鑽に係る労働時間に関する考え方について」（令和元年7月1日基発0701第9号）・「医師等の宿日直許可基準及び医師の研鑽に係る労働時間に関する考え方についての運用に当たっての留意事項について」（令和元年7月1日基監発0701第1号）（以下、「行政通達」という。）が発出されています。当該行政通達では、自己研鑽が労働時間にならないケースとして、「一般診療における新たな知識、技能の習得のための学習」、「博士の学位を取得するための研究及び論文作成や、専門医を取得するための症例研究や論文作成」、「手技を向上させるため

4.5　ステップ4　労働時間の取扱い（その1：労働時間該当性の判断基準）

の手術の見学」等を自由な意思により自ら申し出る場合等の例が示されました（図表4.5）。

図表4.5

### 研鑽の労働時間該当性のまとめ

| 労働時間にならない | 労働時間になる |
|---|---|
| ✓ 一般診療における新たな知識、技能の習得のための学習（自由な意思により自ら申し出る場合） | ✓ 上司の指示によるもの |
| ✓ 博士の学位を取得するための研究及び論文作成や、専門医を取得するための症例研究や論文作成（自由な意思により自ら申し出る場合） | ✓ 診療の準備又は診療に伴う後処理として不可欠なもの |
| | ✓ 研鑽の不実施について不利益が課されているもの |
| ✓ 手技を向上させるための手術の見学（自由な意思により自ら申し出る場合） | ✓ 見学中に診療を行った場合 |
| | ※見学中に診療を行うことが慣習化、常態化している場合については、見学の時間全てが労働時間に該当する |

出所：行政通達より筆者作成

　しかし、それを上司の明示、黙示の指示により行われるものである場合には、「所定労働時間外に行われるもの、診療等の本来業務との直接の関連性なく行われるものであっても、労働時間に該当する」と示されています。この上司の明示・黙示の指示があったのか、それともなかったのか、何処までが指示なのか判断が難しいところです。

　行政通達では、「業務上必須ではない博士の学位を取得するための研究及び論文作成や、専門医を取得するための症例研究や論文作成を、自由な意思に基づき、自ら申し出て、上司の明示・黙示による指示なく行う時間については、労働時間に該当しない」とされている一方、「研鑽の不実施について就業規則上の制裁等の不利益が課されているため、その実施を余儀なくされている場合や、研鑽が業務上必須である場合、業務上必須でなくとも上司が明示・黙示の指示をして行わせる場合は、当該研鑽が行われる時間については労働時間に該当する」と示されています。

　行政解釈でも「使用者が実施する教育に参加することについて、就業規則上

の制裁等の不利益取扱いによる出席の強制がなく自由参加のものであれば、時間外労働にはならない」（昭 26.1.20 基収 2875 号、昭 63.3.14 基発 150 号・婦発 47 号）とされており、裏を返して言えば、参加しなければペナルティがあるような場合は、労働時間に該当するといえます。

　また、「業務上必須ではない一般診療における新たな知識、技能の習得のための学習を自ら申し出て、上司の明示・黙示による指示なく行う時間については、労働時間に該当しない」とされている一方、「診療の準備又は診療に伴う後処理として不可欠なものは、労働時間に該当する」と示されています。これは、カルテの記入等当日の診療に伴う後処理や、当該医師の所属する診療科における外来業務や入院患者等にかかる診療に直結するもので診療の準備行為として職務を果たすためにやむを得ず行われるものにかかる時間が該当します。

　ここまでをまとめると、労働時間該当性の判断は、「上司の指示」と「就業規則上の制裁」および「業務との関連性」がカギを握ると考えられます。そこで重要になるのが、院内での「労働時間該当性の判断基準」、言い換えれば「時間外申請基準」です。どのような行為がどのような場合に労働時間に該当するのかについて当該行政通達を参考に基準を作成する必要があります。

　例えば、外来予約患者の診察の予習は労働時間と考えるべきでしょうか（**図表 4.6**）。予習を行えば、外来診察はスムーズに運び外来診察は早く終わるでしょう。業務との関連性も強い。しかし、電子カルテが入る前は予約制ではなかったはずで、何時どの患者さんが来院されるかわかりませんでした。それでも外来診察は行われていました。また、外来診察の予習以外にもカンファレンス等の行為を「純粋な自己研鑽」として整理するか、「労働時間」として整理するか判断が分かれるところです。病院として又は各診療科として整理する必要があるかと考えます。ただし、「時間外申請基準」はその都度変えるものではありませんので、慎重に設定する必要があります。

　整理の方法によっては、タスク・シフト／シェアを進めていても、新たに仕事が増えるわけではないのに、時間外だけが増えてしまうことにもなりかねませんので、注意が必要です（**図表 4.7**）。それでは、各医療機関が作成してい

4.5 ステップ4 労働時間の取扱い（その1：労働時間該当性の判断基準）

図表 4.6

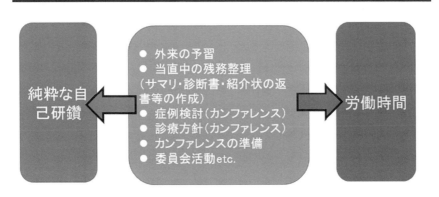

る「時間外申請基準」の具体例についてみていきたいと思います。

　ある病院では、チーム制を導入をしたうえで、「科で決めた公式の休日当番・回診」は原則1名のみ時間外申請が許可され、「単なる病棟業務（重症、急変、当日入院患者管理以外の場合）および病棟からの要請がない場合の患者管理・病棟業務」は時間外の対象とされておりません。

　キーワードは「チーム制」です。一人の医師がひとりの患者さんの診療を行う「完全主治医制」がまだ根強く浸透しています。患者は一人の医師を頼りにしており、医師もそれに応えるべきという意識があり、これが長時間勤務につながってきました。医師は時間外でも休日でも担当している患者の状態が心配であれば来院して診療を行ってきました。医師としての倫理観だと思います。それが我が国の医療を支えてきたと言えますが、従来のそのやり方では、医師は十分な休息を取得できません。

　内科系の診療科では難しいかもしれませんが、患者の急変等、緊急の場合を除き、主治医を呼び出すのではなく、担当医が対応するというチーム制の導入が望まれます。

図表 4.7

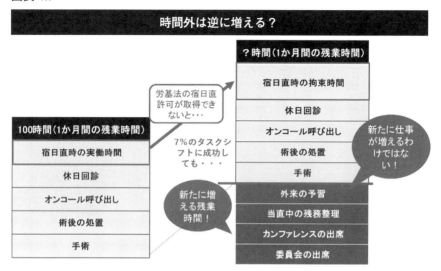

　また、退院サマリの記載等、ルーチンワークが時間外に行われる場合が多くあります。そのため、ルーチンワークに1日の上限時間を原則として設けている（ただし所属長の判断により例外あり）医療機関もあります。

　行政通達では、所定労働時間内の研鑽の取扱いについて、「所定労働時間内において、医師が使用者に指示された勤務場所（院内等）において研鑽を行う場合については、当該研鑽に係る時間は、当然に労働時間となる」と示されています。

　手術症例数の確保が必要な外科系診療科の専攻医は、所定労働時間内で高度な予定手術の見学等の自己研鑽を行い、時間外で退院サマリの記載等のルーチンワークを行うといった状況が発生することがあります。しかし、ルーチンワークは所定労働時間内ではなく、時間外に行えばよいという考え方が定着してしまうと労働時間の短縮は難しくなります。上限を設けることは賛成できませんが、できるだけルーチンワークを効率的に時間内で終わるような努力を求める必要はあるのではないでしょうか。

4.6　ステップ４　労働時間の取扱い（その２：宿日直許可の取得）

図表 4.8

## 時間外申請基準の例

| 時間外手当の対象とならない業務 | 時間外手当の対象となる業務 |
|---|---|
| ● 自発的に行う学会発表および準備作業<br>● 院内勉強会（必須以外のもの）<br>● <u>単なる病棟業務（重症、急変、当日入院患者管理以外の場合）</u><br>● <u>病棟からの要請がない場合の患者管理・病棟業務</u><br>● 診療に直接関係のない資料整理等のための居残り等 | ● 院内勉強会（必須のもの）<br>● 緊急手術、緊急検査、緊急処置など<br>● 急患、急変の対応<br>● 当日入院患者管理<br>● 重症管理<br>● 麻酔<br>● 病理解剖・画像診断<br>● <u>科で決めた公式の休日当番・回診（原則1名）</u> |

　以上、各医療機関の「時間外申請基準」についてみてきましたが、診療科によって診療体制や診療内容が異なるため、一律的な「時間外申請基準」を作成することは難しいと思われます。病院として最低限の共通の考え方を示した上に、各診療科ごとにそれぞれの診療の特殊性に合わせた基準を設けることが好ましいと考えられます。

　また、職員を休日に研修会等に参加させることもあると思いますが、諸経費の支弁と労働時間該当性について、「医療機関は、福利厚生の一環として、学会等へ参加する際の旅費等諸経費を支弁することは、その費目にかかわらず可能であり、旅費等諸経費が支弁されていることは労働時間に該当するかどうかの判断に直接関係しないものであること」と行政通達に示されています。

## 4.6　ステップ４　労働時間の取扱い（その２：宿日直許可の取得）

　次に、宿日直許可基準への対応です。

　医療法（昭和 23 年法律第 205 号）第 16 条の規定では、「医業を行う病院の管理者は、病院に医師を宿直させなければならない」と定めています。

105

ところが、現在、医療法上義務付けられている宿日直について、すべてが労働基準法上の許可を受け得る宿日直であるとは限らず、実態は逆に医療法上の宿直の中に、「労働基準法上の宿日直許可」を受け得るものが存在する状況となっています（**図表 4.9**）。

労働基準監督署の立ち入り調査により、従前に宿日直許可を取得していても、許可当時の状況と大きく異なり、すでに許可基準を満たしていないと判断された医療機関は、宿日直許可が取り消されることもあります。その場合は、宿日直時間全体を労働時間として取り扱わなければなりません。

令和元年 7 月 1 日基発 0701 第 8 号にて発出された「医師、看護師等の宿日直許可基準について」（以下、「宿日直の許可基準」という。）において次のように示されています。

宿日直許可の基準は、「通常の勤務時間の拘束から完全に解放された後のものであること。宿日直中に従事する業務は、一般の宿日直業務以外には、特殊の措置を必要としない『軽度の又は短時間の業務』に限ること」。加えて、「軽度の又は短時間の業務」として「医師が、少数の要注意患者の状態の変動に対応するため、問診等による診察等（軽度の処置を含む。以下同じ。）や、看護師等に対する指示、確認を行うこと。医師が、外来患者の来院が通常想定されない休日・夜間（例えば非輪番日である等）において、少数の軽症の外来患者や、かかりつけ患者の状態の変動に対応するため、問診等による診察等や、看護師等に対する指示、確認を行うこと」等が例示されています。

また、「宿日直中に、通常の勤務時間と同態様の業務に従事すること（医師が突発的な事故による応急患者の診療又は入院、患者の死亡、出産等に対応すること等）が稀にあったときについては、一般的にみて常態としてほとんど労働することがない勤務であり、かつ宿直の場合は、夜間に十分な睡眠がとり得るものである限り、宿日直の許可を取り消す必要はない」とされている一方、「宿日直に対応する医師等の数について、宿日直の際に担当する患者数との関係又は当該病院等に夜間・休日に来院する急病患者の発生率との関係等からみて、通常の勤務時間と同態様の業務に従事することが常態であると判断される

4.6 ステップ4 労働時間の取扱い（その２：宿日直許可の取得）

図表 4.9

## 「医療法上の宿日直」と「労基法上の宿日直」

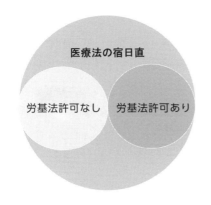

ものについては、宿日直の許可を与えることはできない」とも示されています。「医師の宿日直」と一言でいっても、救急外来対応、一般病棟管理、特定集中治療室管理、病院管理等を目的とした様々な宿日直があります。各医療機関においては、「通常の勤務時間と同態様の業務に従事することが稀」に該当するのか、それとも「通常の勤務時間と同態様の業務に従事することが常態」に該当するのかを調査し、管理することが求められているのです。

### (1) 病院の事例

　当院は救命救急センターを設置しており、救急部以外にも多くの診療科の専門医が宿日直に従事しています。当院では、宿日直許可を取得していません。したがって、宿直中の拘束時間はすべて時間外労働の取扱いとなっており、年間の時間外労働時間が960時間を超えている医師の割合は高い状況です。そのため、医療機関勤務環境評価センターに医師労働時間短縮計画を提出し、B・C水準適用の手続きを進めているところです。

　今後は労働時間の短縮を図るため、救急部門を除く各診療科の宿日直につい

て、労働基準監督署から宿日直許可を取得する方向で考えています。そこで、救急部門を除く宿直医の労働時間の実態報告を求めたところ、その多くが宿直の拘束時間のうち50％〜60％の時間を働いているという報告でした。これでは、宿日直の許可を得ることは困難です。

しかし、詳しく調べると、ある診療科の医師は緊急患者対応等に費やした実労働時間のみではなく、日頃の溜まった業務、例えば診断書の作成や外来の予習等を宿直時にまとめて行っており、それを労働時間として報告していることが分かりました。宿直医の本来業務は病院の宿直業務です。日頃の残務整理を行うために宿直しているわけではありません。それを整理したうえで宿直の取扱いについて検討することになりました。

## (2) 課題解決へのポイント

宿日直の許可基準には「宿日直の許可は、一つの病院、診療所等において、所属診療科、職種、時間帯、業務の種類等を限って与えることができるものである。医師以外のみ、医師について深夜の時間帯のみといった許可のほか、外来患者の対応業務については許可基準に該当しないが、病棟宿日直業務については許可基準に該当するような場合については、病棟宿日直業務のみに限定して許可を与えることも可能であること」と示されています。

**図表4.10**では、宿直開始時刻から終了時刻までの間の宿直医の実働時間が示されています。①のように日中と同程度に診療が発生している場合、これは救急外来や救命救急センターの医師の宿直等が該当すると想定されますが、このケースでは宿日直の許可基準を満たせず、「通常の勤務時間と同態様の業務に従事することが常態」であると判断され、宿日直許可を得ることは困難でしょう。一方、③のようにほぼ診療がない場合、これは管理当直の医師の宿直等が該当すると想定されますが、このケースでは宿日直の許可基準を満たしており、「通常の勤務時間と同態様の業務に従事することが稀」であると判断され、宿日直許可を得ることは可能であると考えられます。

問題は②のように労働がまだらに発生している場合、これはユニット系の病

4.6 ステップ4 労働時間の取扱い（その2：宿日直許可の取得）

図表 4.10

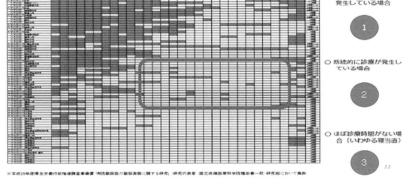

　棟や診療科の宿直等が該当すると想定されますが、こうしたケースが医師の宿日直の50％程度を占めていると言われています。こうしたケースでは、宿直の拘束時間全体に宿日直許可が得られる可能性は低いように思われます。ただし、宿日直の許可基準を満たしていると考えられる一部の時間帯のみ（例えば太線で囲った部分）を切り出して宿日直許可を得ることは可能ではないかと考えます。
　ところでその前に、当該宿直業務が緊急患者対応等の本来の宿直業務のために忙しいのか、それともそれ以外の業務のために忙しいのか調査する必要があるのではないでしょうか（**図表 4.11**）。実態を調査した上で、宿日直時にどうしても残務整理、例えば診断書の作成や外来の予習等を行う必要があれば、当該業務に係る時間を所定労働時間として予め設定することが望ましいと考えます。

109

図表 4.11

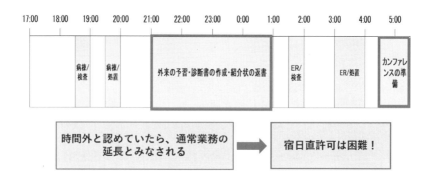

## 4.7 ステップ5　勤務シフトの導入

　これまで検討した労働時間短縮に向けた業務改革やタスク・シフト／シェアを今後推進した上でもなおA水準の達成が困難な場合は、労働時間短縮への努力を継続しながら、B・連携B・C水準へ移行することになります。B・連携B・C水準の対象医師については勤務間インターバルが義務化されるため、それを確保した勤務シフトを事前に組んでおく必要があります。「連続勤務時間制限、勤務間インターバル」を確保した勤務シフトを作成し、運用を開始しましょう。例えば、「職員の就業時間は8：30～17：30まで」というような従来の一律的な働き方は、時間外労働の上限規制導入により医師の働き方にはそぐわなくなります。今後は、診療科の業務の繁閑や医師の健康に配慮した多様で柔軟な働き方に移行することになるでしょう。その場合可能であれば、変形労働時間制の導入が望まれます。

　変形労働時間制とは、一定の単位期間について、労働基準法上の労働時間の規制を、1週および1日単位ではなく、単位期間における週当たりの平均労働

4.7　ステップ5　勤務シフトの導入

時間を基準とする制度です。変形労働時間制には、(1) 1箇月単位の変形制、(2) 1年単位の変形制、(3) 1週間単位の変形制の3種類があります。ここでは、医療機関で取り入れることが多い1箇月単位の変形制について取り上げます。

　1箇月単位の変形制は変形期間が1カ月以内であればよいので、2週間や4週間単位で、勤務シフトを作成することも可能です。変形期間を平均し、1週間当たりの労働時間が法定労働時間を超えない範囲内において、特定の日又は週に法定労働時間を超えて労働させることができます。

　変形労働時間制を導入する場合は、就業規則その他これに準じるものにおいて、変形期間中の各労働日の始業および終業の時刻を定める必要があります。そのスケジュールどおり運用している場合には、1日8時間、1週間40時間を超えても割増賃金は発生しません。法定労働時間を超えた場合に割増賃金が発生するのです。

　例えば、月曜日と水曜日はわりと空き時間が多い曜日であり、火曜日・木曜日は予定手術があり時間外になることがほとんどというような場合は、予め月曜日と水曜日の所定労働時間を短く設定し、火曜日・木曜日の所定労働時間を長く設定します。このように業務の繁閑に応じて勤務シフトを調整します（**図表 4.12**）。

　一方、第1週・第2週は空き時間がわりと多く、第3週・第4週は時間外になることがほとんどというような場合も同様に、予め第1週・第2週の所定労働時間を短く設定し、第3週・第4週の所定労働時間を長く設定するよう勤務シフトを組みます（**図表 4.13**）。

## (1) 病院の事例

　当院では、すべての医師を A 水準に適用させることは難しく、特に時間外が多い一部の医師を B 水準に適用しました。

　現在のところ宿日直許可は得ているのですが、勤務の実態が宿日直許可基準と乖離しているため、宿日直の実態を整理して、許可基準を満たしていない宿直の時間帯を所定労働時間に設定したうえで、深夜を中心とした宿日直の許可

図表 4.12

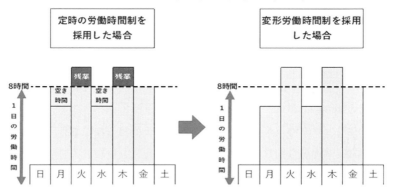

図表 4.13

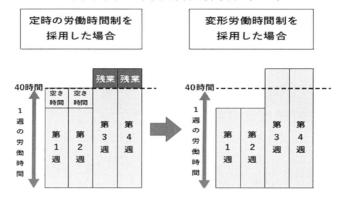

基準を満たしている時間帯に宿日直許可の手続きを行うよう計画しています。

　心配なのは 2024 年度から導入された勤務間インターバル規制です。B・連携 B・C 水準の適用医師は義務化されたため、それが宿日直の運用にどう影響するのかが気になります。また、B・連携 B・C 水準の医師については事前に勤務シフトを組まなければいけません。どのように勤務間インターバルを遵守した勤務シフトを組めばよいのか頭を悩ませています。

4.7 ステップ5 勤務シフトの導入

## (2) 課題解決へのポイント

　従前に労働基準監督署から宿日直許可を受けていても、その実態が宿日直の許可基準と乖離しているのではないかと思われる場合には、自発的に宿日直の労働実態をあらためて調査し、宿日直の許可基準を満たしていない時間帯があれば、それを「所定労働時間」に、許可基準を満たしている時間帯のみ「労働基準法上の許可のある宿日直」（以下、「許可あり宿日直」という。）として取り扱う必要があります。「許可あり宿日直」が9時間あれば勤務間インターバルとしてみなされます。

　宿直日を2勤務、翌日を休日とした取扱いをしている医療機関が多いのですが、図表4.14のように「許可あり宿日直」が9時間未満であれば、勤務間インターバルとして予定できません。さらに、翌日を休日として設定すると、医療提供体制に支障を来たすことも考えられます。そのような場合、宿直終了後も居残って診療をすると、当該診療時間はすべて時間外となってしまい、労働

図表4.14

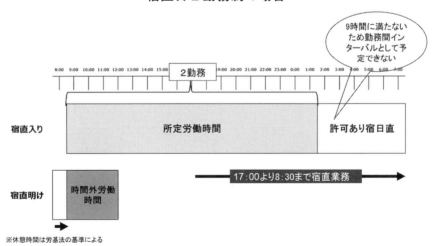

宿直日2勤務制の場合

図表 4.15

宿直明けに午前中までの勤務を予定した場合

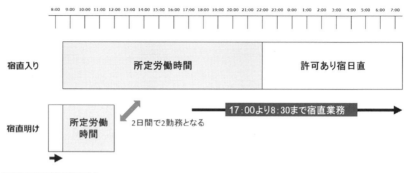

※休憩時間は労基法の基準による

時間の短縮は難しくなります。

22：00以降、緊急患者が減少し、宿日直の許可基準を満たすことができれば、例えば、翌朝の8：30（宿直業務の終了時刻）までを「許可あり宿日直」として取扱い、22：00までの時間を所定労働時間として予定します。この場合、「許可あり宿日直」の時間が9時間を超えていますので勤務間インターバルとして予定することができます。翌日8：30から12：00までの時間帯を所定労働時間として診療を予定すれば2日間で2勤務となります（図表 4.15）。

しかし、これだけでは効率的な働き方とは言えません。医師の業務は各日・各週により偏りがある場合が多いので、各日・各週の業務の繁閑に応じて所定労働時間を柔軟に設定します。

例えば、外科系の診療科であれば、予定手術がある日については術後の処置までの対応が必要ですので労働時間は長くなり、時間外になるケースが多いと考えられます。そのような日については、予め所定労働時間を長く設定し、手術が無い日については短く設定する等の方法も考えられます（図表 4.16）。変形労働時間制とは異なりますが、始業時刻の繰り上げ、繰り下げも可能です。当該日に午前中の業務が特に予定されていなければ、午後からの出勤とします（図表 4.17）。

4.7 ステップ5 勤務シフトの導入

図表 4.16

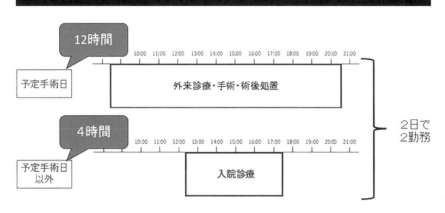

※休憩時間は労基法の基準による

図表 4.17

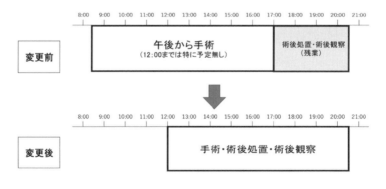

※休憩時間は労基法の基準による

115

第4章　医師の働き方改革を推進するための5つのステップ

図表 4.18

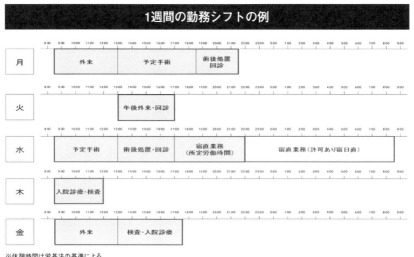

※休憩時間は労基法の基準による

　このような考え方で、1箇月単位の変形労働時間制を導入した1週間の勤務シフトのイメージを考えてみました（**図表4.18**）。月曜日は外来と午後の予定手術への対応により長い労働時間が想定されるため、それらを見込んで8時間を超えた所定労働時間を設定します。火曜日は午後外来と病棟回診を予定していますが、午前中の業務は特に予定されていません。このような日には、午後からの出勤として所定労働時間を短く設定します。

　一方、水曜日は朝から手術を予定しているため通常どおりの出勤時刻とします。手術と術後処置・回診の後、17：00から宿直に入りますが、宿日直の許可基準を満たしていない17：00から22：00までを所定労働時間として設定し、宿日直の許可基準を満たしている22：00以降は許可あり宿日直として予定します。翌日の木曜日は健康管理への配慮から業務は午前中のみとします。金曜日の午前は外来診察、午後は検査と入院診療を予定します。こうした医師の勤務シフトは、各診療科の役割分担表から作り込んでもよいでしょう（**図表4.19**）。

図表 4.19

## 1 週間の役割分担表の例（外科系）

| | 月曜日 | | 火曜日 | | 水曜日 | | 木曜日 | | 金曜日 | | 土曜日 | | 日曜日 | |
|---|---|---|---|---|---|---|---|---|---|---|---|---|---|---|
| | AM | PM | AM | PM | AM | PM | AM | PM | AM | PM | AM | PM | AM | PM |
| A医師 | 外来 | | 外来 | | 手術 | 手術 | 外来 | | 手術 | | | | | |
| B医師 | 検査 | 手術 | 外来 | | 回診 | | 回診 | 手術 | 手術 | 検査 | 日直(回診) | | | |
| C医師 | 回診 | 手術 | 回診 | 救急当番 | 手術 | 外来 | 回診 | | 検査 | 化学療法 | | | | |
| D医師 | 手術 | 回診 | 外来 | 手術 | 外来 | 手術 | 手術 | 手術 | 回診 | | | | | |
| E医師 | 救急当番 | 手術 | 救急当番 | 外来 | 検査 | 救急当番 | 救急当番 | 化学療法 | 手術 | 手術 | | | 日直(回診) | |
| F医師 | 手術 | 救急当番 | 回診 | 手術 | 回診 | 手術 | 検査 | 手術 | 回診 | 救急当番 | | | | |
| G医師 | 回診 | | 検査 | 手術 | 救急当番 | 手術 | 手術 | 救急当番 | 救急当番 | 手術 | | | | |
| 宿直 | A医師 | | B医師 | | C医師 | | D医師 | | E医師 | | F医師 | | G医師 | |

　このように、医師の業務の繁閑に応じた勤務シフトを組むことにより、効率的な働き方へ移行することが可能になります。今後、2040 年に向けて人手不足が懸念されます。医師一人ひとりの業務の効率化を図り、医師の健康に配慮して働き方改革を推進していくことが肝要であると考えます。

# 第5章

## 医師の働き方改革！実践事例

第 5 章　医師の働き方改革！実践事例

# 5.1　200 床の二次救急病院の事例

## (1)　医師の時間外労働時間の実態

　地方の二次救急病院は、医師が不足している病院がほとんどではないでしょうか。当院も例外ではなく医師の確保に苦慮しています。

　当院は人口 7 万人の市町村にある 250 床の二次救急対応の急性期病院です。常勤医師数は約 40 名で 20 の診療科があります。医師不足の病院では、常に医師が忙しく、すべての医師の時間外労働時間（以下、「時間外」という。）が多いのかというとそうではありません。診療科によって医師が一人しかいない場合もありますが、そういった診療科は入院患者を担当することは難しいため、入院診療は制限され外来中心の診療業務にならざるを得ません。そのため、どちらかというと時間外は少ない傾向にあります。一方、複数の常勤医師がいる診療科においては、多くの患者を受け入れているため時間外も多くなりがちです。

　当院は二次救急対応の医療機関であることから、平日の時間外には、1 日 20 人程度の来院があり、そのうち救急搬送患者は 5 人ほどです。救急外来の時間外・休日の診療は、研修医 1 名と診療科ローテーションによる常勤医師 2 名（外科系 1 名、内科系 1 名）の宿日直体制で行っており、宿直は 17 時 15 分から翌朝 8 時 30 分（労働時間 14 時間 15 分（休憩 1 時間））まで、日直は 8 時 30 分から 17 時 15 分（労働時間 7 時間 45 分（休憩 1 時間））までとされています。

　救急外来では、研修医が最初に診察を行い、その後、重症患者については常勤医師が対応するという仕組みとなっています。また、常勤医師は救急外来の業務のみではなく、病棟の急変患者への対応も行っています。（宿日直日および翌日の勤務体制は**図表 5.1** のとおり）。

120

図表 5.1

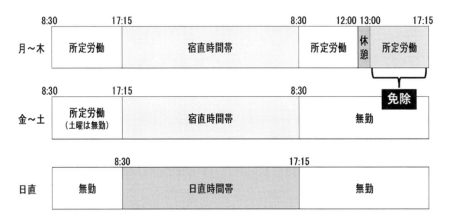

これまでの宿日直体制（常勤医師）

　夜間の救急外来業務を行った場合は、十分な休息が取得できない可能性があることも考慮し、医師の健康確保および医療安全の観点から、宿直翌日の午後の労働を免除しています。その結果、翌日の午後は医師が1名減になるため、他の医師の負担が大きくなります。さらに、医師が一人しかいない診療科の場合には、専門領域の診療業務への支援体制がないことから、夜間の救急業務のシフトに組込むと、最悪離職につながってしまうこともあります。

　現在は、複数の常勤医師がいる診療科を中心に救急外来業務の多くを担っています。そうしたことから、これらの診療科の若手医師の時間外は、救急外来業務に従事する時間外を除くと平均70〜80時間、宿日直にかかる労働時間を加えると月に120時間程度となる場合もあります。

(2) 労働時間短縮に向けた3つのプラン

　こうした医師の長時間労働の常態化に対して、2024年度から導入される医師の時間外労働の上限規制への対応のため、病院として労働時間短縮に向けたいくつかのプランを策定しました。プランの内容は以下のようなものです。

　① 救急外来業務について労働基準法上の宿日直許可を得る

第5章　医師の働き方改革！実践事例

② 宿直業務を外部の医師に任せる

③ ワークシェアを推進し、医師の業務の一部を他職種に任せる

それでは、一つひとつのプランについて具体的に説明していきます。

## 5.2 救急外来業務について労働基準法上の宿日直許可を得る

### （1）宿日直許可申請の手続き

これまで労働基準監督署から宿日直許可を得ずに宿日直体制を継続していましたが、時間外労働時間の短縮のため宿日直許可取得に向けて取り進めることになりました。そこで宿日直許可取得の手続き方法について、労働基準監督署に相談したところ、まず救急外来での診療時間が分かる資料を整えるよう指示がありました。

当院では、救急診療日誌（**図表5.2**）を活用しました。この救急診療日誌は、救急外来を受診した患者さんの一覧です。何時に受付し、どのような症状だったのか等を簡単にまとめたもので看護師が作成しています。ただし、この救急診療日誌からは患者が来院した時刻は分かりますが、実際に診療に要した時間は分かりません。忙しい医師にその記録を残してもらうのは難しいと考え、事務職が電子カルテシステムから医師の診療時間を調査することにしました。しかし、電子カルテシステムのログのみから調査すると、電子カルテを開いている間、ずっと診療していることになってしまいます。そこで、1件ずつ電子カルテシステムを開いて、誰がどの程度時間をかけて診療を行っていたのかについて私たちで調査しました。調査した診療時間は、救急診療日誌の患者さんの診療情報の横に ××：×× 〜△△：△△ とメモしていきました。非常に手間がかかる作業でした。このように毎日の救急外来における医師の診療時間を調査してとりまとめました（**図表5.3**）。

調査の結果、救急外来でウォークインの患者を中心に診療している臨床研修

5.2　救急外来業務について労働基準法上の宿日直許可を得る

図表 5.2

## 当院の救急診療日誌

| 救急診療日誌 | | | | | | |
|---|---|---|---|---|---|---|
| 時間 | 患者名 | 年齢 | 病名・症状 | 救 | 処置 | 入院 |
| XX:XX | 〇〇 | ＸＸ | 肺炎、ＣＰＡなど | | CT,レントゲンなど | 病棟名 |
| | | | | | | |
| | | | | | | |
| | | | | | | |
| | | | | | | |
| | | | | | | |

※「救」は、救急搬送されてきた患者さんの場合、救と記載されます。

図表 5.3

## 当院の救急診療日誌

| 救急診療日誌 | | | | | | |
|---|---|---|---|---|---|---|
| 時間 | 患者名 | 年齢 | 病名・症状 | 救 | 処置 | 入院 |
| XX:XX | 〇〇 | ＸＸ | 肺炎、ＣＰＡなど | | CT,レントゲンなど | 病棟名 |
| | | | | | | |
| | | | | | | |
| | | | | | | |
| | | | | | | |

××:××−△△:△△

診療時間を図表5.2
に追記（手書きにて
記載）

※「救」は、救急搬送されてきた患者さんの場合、救と記載されます。

医は労働密度が高く、とても宿日直許可が取得できる状況ではないことが明らかになりました。そこで、常勤医師の宿日直について、労働密度が比較的低い時間帯のみ宿日直許可が得られるよう、当該調査資料を整えて労働基準監督署に宿日直許可を申請しました。後日の労働基準監督署による現地調査においては、救急外来で実際に宿日直を行っている常勤医師が同席し調査を受けまし

123

第5章 医師の働き方改革！実践事例

た。調査では、宿直室等の設備関係の確認がされ、「患者が来院した際の診療のプロセス」、「医師の診療の頻度と時間」、「平均的なまとまった休憩時間」について聞かれました。事前に救急診療日誌から取りまとめた医師の診療時間についての調査資料（**図表5.3**）を提出しているため、それと乖離がないかの確認でした。

労働基準監督官は、特にまとまった休息時間が何時間あるのかをチェックしていました。常勤医師は数名の重症患者の診療業務が中心ですので、ある程度まとまった休息時間（当院では概ね4時間以上）が確保できていました。

提出した3カ月間の資料では、忙しくてまとまった休息時間が取れない日が月に1、2回程度でありました。しかし、それについては特に問題視されず、常勤医師については平日21：00から7：00までの宿日直許可を取得することができました。

## （2）宿日直中の労働時間の取扱い

次に、宿日直許可を得た時間を除く宿直の時間帯をどのように取り扱うかが課題となります。また、これまで宿直明けの午後の勤務については健康面等の配慮から年休等の申請を要せず、労働を免除していたため、この時間帯の取扱いについても検討が必要になりました。それらの課題を解決するため、変形労働時間制の考え方を取り入れ、これまで勤務を免除していた、宿直明けの午後の勤務時間帯（12：00 ～ 17：15）を所定労働時間から外すことに併せて、労働基準監督署から宿日直許可を得られなかった労働密度が高い時間帯（17：15 ～ 21：00および7：00 ～ 7：30（8：30））を所定労働時間に充てることで対応しました（**図表5.4**）。

研修医に関しては、拘束時間すべて宿日直許可が得られなかったため変形労働時間制の導入は諦め、従来どおり固定労働時間制を継続することとしました（**図表5.5**）。

このように、常勤医師については、宿直明けの午後を所定労働時間から外したことが勤務間インターバルの確保にもつながりました。ただし、変形労働時

図表 5.4

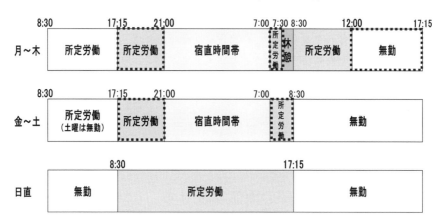

図表 5.5

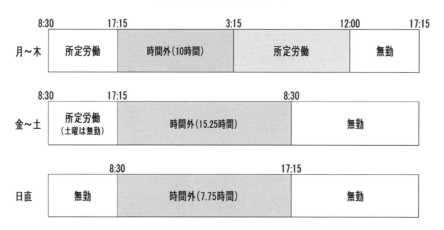

間制へ完全に移行するためには、労働基準法で定められた法定労働時間の枠内で所定労働時間の設定をしなければなりません。

変形労働時間制が適用されるかどうか争われた裁判（平成28年1月13日／

東京地方裁判所／民事第 36 部／判決／平成 26 年（ワ）19178 号）では、変形期間において 1 週間を平均して 40 時間を超えて所定労働時間を設定したために、変形労働時間制自体が否定されています。1 つの判例であるため、病院にも当てはまるか分かりませんが、勤務シフトを組む時点で、所定労働時間が法定労働時間以下となるようにする必要があります。

　特に日直については宿日直許可を得ることが困難であったため、所定労働時間として対応せざるを得ませんでした。そのため、1 週間を平均して所定労働時間が 40 時間を超えないよう、勤務日を移動する等、一定のルールを設定することで 1 箇月単位の変形労働時間制の下で運用できるよう対応しています。

## 5.3　宿直業務を外部の医師に任せる

　救急外来の宿日直とは別に、診療科単位で宿日直を行っていた診療科もありました。しかし、当該診療科は医師数が少ないため職員のみで宿日直体制を維持できず、大学医局から週に 2 回宿直医の派遣を受けていました。それでも、一人の医師について週 1 回以内という労働基準法上の宿日直の要件を満たすことはできませんでした（**図表 5.6**）。

　そのため、宿直者が確保できない日についてはオンコール体制で対応していましたが、関連大学および関連病院から労働基準法上の宿日直許可が得られれ

図表 5.6

### ある診療科のこれまでの宿直体制

| 月 | 火 | 水 | 木 | 金 | 土 | 日 |
|---|---|---|---|---|---|---|
| A医師 | B医師 | 派遣医師 | 派遣医師 | オンコール | オンコール | オンコール |

ば、宿直医師の派遣回数を増やすことができるというお話をいただきました。そこで労働基準監督署に相談したところ、宿直の当番医師が不在の曜日については、宿日直の当番表を空欄にして提出するよう指示をもらいました。救急外来の調査と同様に、宿直時の医師の診療時間を調査して取りまとめ、宿日直の当番表と併わせて労働基準監督署に提出しました。その後、労働基準監督官が来院し、当該診療科の宿直医から宿直時の診療の実態について聴き取り調査が行われました。

　その結果、当該診療科の1回の宿直における診療時間は平均して1時間以内であり、夜間に十分な睡眠がとれていることが確認されたことから、宿日直の許可基準を満たしていると判断されました。宿日直許可が得られたため、医師の派遣回数を大幅に増やしてもらうことができました。

　それにより、これまで常勤医の時間外労働で対応していた宿直業務を派遣医師で対応することが可能になり、時間外労働時間の短縮に寄与することができました。

# 5.4　ワークシェアを推進し、医師の業務の一部を他職種に任せる

　ワークシェアを実際にどのように行うかについては、ワークシェア検討委員会（以下、「ワークシェアWG」という。）を設置して検討しました。

　ワークシェアWGでは、医師の業務をどの職種とワークシェアするかの検討に留まらず、医師以外の職種間のワークシェアについても検討課題としました。これを検討課題としたのは、医師の業務を他職種に振り分けるだけでは、一部の職種の業務のみ増える結果になるおそれがあるからです。職種間の負担を平準化するためには、病院全体の業務を見直す必要があるのです。

　ワークシェアWGのメンバーは、医師以外の職種は管理職ではなく、現場を一番よく知っている中堅の職員にお願いしました。その方が現場の実情に合った検討ができると考えたからです。医師の労働時間の短縮に向けて、まず

第5章　医師の働き方改革！実践事例

最初に医師にどのような業務を他職種にタスク・シフトすれば業務の軽減につながるのかアンケート調査を行いました（**図表5.7**）。アンケートについては、全てを自由記載にせず、選択肢をいくつか用意し、回答しやすくなるように工夫をしました。アンケート調査の結果に基づいて検討を行い、短期間に取り組むことが可能で、効果が比較的、目に見えるようなものをタスク・シフトすることになりました。なお、ワークシェアWGで実施を検討したものは、一度各部署に持ち帰って検討し、実施可否、実施方法の判断をしています。ワークシェアWGのみで決定し進めてしまうと、メンバーに選ばれた職員に責任が集中してしまうためです。少し時間はかかりますが、着実に進めていく方法であると考えています。

　ワークシェアWGで検討した結果、これまで行っていなかった看護師による自己血輸血の採血や診療放射線技師によるMRI等の予約等を始めとした様々な業務をタスク・シフトすることになりました（**図表5.8**）。

　また、医師が希望したタスク・シフトの中には、既に実施されているものもあり、タスク・シフトが可能な業務を周知することも必要ではないかという意見もありました。

　ワークシェアを推進するために、他職種にタスク・シフト／シェアに関する厚生労働大臣指定講習の受講を勧めていますが、どのようなかたちでタスク・シフト／シェアしていくべきか、院内の医療安全の視点からも考える必要があります。特定行為看護師も増えてきました。しかし、医師に特定行為の内容をどのように伝えるべきかが課題となっています。医師の中には、特定行為の内容を正確に把握せず、特定行為として従事できない業務の依頼がされるケースがあります。対応策として、特定行為看護師が医局会で特定行為についての具体的な説明を行うことや、看護師特定行為研修指導者の医師からそれを他の医師へ伝えてもらう等の努力を重ねていますが、すぐには理解されないのが現状です。とはいえ、今後もこれらの取組みを継続的に行うことがタスク・シフトの推進に向けて重要であると考えています。

5.4　ワークシェアを推進し、医師の業務の一部を他職種に任せる

**図表 5.7**

## 医師の皆様へのアンケート

科　　氏名

日夜、地域医療に献身的に貢献していただき、ありがとうございます。
医師の皆様方の負担軽減策として、医師事務作業補助者による、電子カルテへの代行入力を検討しております。電子カルテの代行入力は、診察時間の短縮、患者様へ向き合う時間の確保に効果があるものと考えております。ご多忙中大変申し訳ありませんが、下記項目につきご回答賜りたくご記入後、院長受付または管理課総務係へ〇月〇日までに、御提出をお願いいたします。

　下記項目につき該当すると思われるものにチェックを入れてください。
　　□　診察時間中、全面的に代行入力をお願いしたい。
　　□　診察前の問診および問診にかかる入力をお願いしたい。
　　□　入院患者のサマリーのベース入力をお願いしたい。
　　□　他院で処方された薬の名前、量および用法の入力をお願いしたい。
　　□　当日交付する希望される診断書の下書きの入力をお願いしたい。
　　□　紹介状の内容についての入力をお願いしたい。
　　□　アナログデータのデジタルデータへの変換をお願いしたい。
　　□　代行入力は希望しない。
　　□　紹介状の定型的な返信の入力
　　□　NCD の入力
　　□　その他。下記について、入力をお願いしたい。(具体的に記入してください。)

なお、医師事務作業補助者の人数や体力に限りがあることから、電子カルテの代行入力につきましては、ご希望どおりとならないこともありますので、ご了承願います。
※裏面のアンケートにもご協力ください。
医師事務作業補助者以外のスタッフへ依頼したい業務がありましたらご回答ください。

下記項目につき該当すると思われるものにチェックを入れてください。
　　□　外来化学療法の点滴措置
　　□　輸血時の点滴ルート確保
　　□　自己血の採血
　　□　入院患者の持参薬の処方代行入力
　　□　入院センターを通らない入院の病棟への連絡、入院決定の入力
　　□　残薬の確認と処方日数の調整(外来の院内処方)
　　□　画像：当日自科検査の代行入力
　　□　現状のままでよい。
　　□　その他。下記について、入力をお願いしたい。(具体的に記入してください。)

ご回答いただいた内容を基にワークシェアWGで検討してまいります。

ご回答ありがとうございました。

第 5 章　医師の働き方改革！実践事例

図表 5.8
## 当院で取り組んでいるタスク・シフト

- ☐ 看護師
    - ✓ 動脈血液ガス分析関連（特定行為）
    - ✓ 自己血輸血の採血代行
    - ✓ 造影剤IVナースの配置
- ☐ 診療放射線技師
    - ✓ 画像オーダーの代行入力
    - ✓ 放射線検査および副作用の説明
    - ✓ 被ばくに関する説明の補助
- ☐ 薬剤師
    - ✓ 患者への薬物療法に関する説明
- ☐ 臨床検査技師
    - ✓ 新生児聴力検査を新生児室で実施
- ☐ 医師事務作業補助者
    - ✓ 文書作成、病名登録、指導料オーダー
    - ✓ 入院パスの入力補助
    - ✓ 問診表の内容入力

# 5.5　700 床の高度急性期病院の事例

　当院は愛知県にある約 700 床のベッドを有する病院です。医師数は約 200 名、救命救急センターに指定されており、主に重症度の高い救急患者を受け入れています。そのため、救急で取り扱う疾患が多い消化器内科や整形外科等の診療科は患者数も多く、労働時間も長時間におよぶ傾向があります。以前より、医師の負担軽減のため、電子カルテの代行入力や診断書の代行作成、医師事務作業補助者の配置等に取り組んできました。しかし、医師から感謝こそされるものの、この取組みのみで時間外労働時間の短縮につなげることはできませんでした。そのため、病院として、時間外労働時間の短縮に向けて 3 つの新たな取組みを実施しました（図表 5.9）。

　まず、医師の労働時間を正確に把握し、労働時間短縮の目標ラインを設定することです。次に、医師に当事者意識を持ってもらうため、医師を中心とする会議体を設置し、労働時間短縮に向けた対策を立案して、それを実行することです。そして最後にタスク・シフト／シェアを推進し、病院職員全員が医師の

5.5 700床の高度急性期病院の事例

図表 5.9

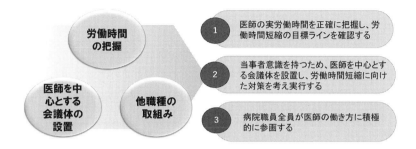

労働時間短縮に向けた取組み

働き方改革に積極的に参画することです。

## (1) 医師の時間外労働時間の把握

　当院では、医師の時間外労働について、1か月当たり80時間以内となるよう、各診療科部長に業務調整を指示していました。医師の時間外労働は、医師個人からの申請に基づき、診療部長が承認するという形式で把握され、その時間が時間外手当にも反映されるという仕組みとなっていました。以前は、時間外労働時間（以下、「時間外」という。）が1か月80時間を超える医師はほとんどなく、記録上はいわゆるA水準以内に収まっていました。また、医師事務作業補助者配置による効果について、医師からは「楽になった」、「大変ありがたい」という声は聞かれるものの、時間外の短縮にはあまりつながっていませんでした。

　一方、2019年の働き方改革関連法の施行にともない、労働安全衛生法が改正され、労働時間を客観的な方法で把握・記録することが義務付けられました。そこで、自動的に出退勤時間が記録される方法を採用することが最も効率的であると考え、ICカードによる出退勤の打刻システムを導入しました。

　しかし、実際運用すると滞在時間に比して、時間外が過少に申請されていると思われる医師が複数存在しました。この滞在時間と時間外の申請時間との乖

第5章　医師の働き方改革！実践事例

離をどのように取り扱うかが課題として出てきました。

　そこで、正確な労働時間を把握するために、80時間以上の残業は行わないというような業務調整の指示を取りやめました。また、所定労働時間を除く滞在時間と時間外の申請時間に30分以上の乖離がある場合には、正確な時間外を入力するよう勤怠システム上に警告を表示しました。加えて、所定労働時間外の滞在理由についてもできるだけ詳細に入力できるよう配慮しました。具体的には、病棟回診、手術、処置、会議、書類作成等の業務に関することや、勉強会・学会準備等の自己研鑽についても細かくその内容を入力できるように入力フォーマットにいくつかの選択肢を設定して、その情報を集約することで、時間外の短縮に向けた次の一手を考案できるようにしたのです（**図表**5.10）。

**図表**5.10

◆選択肢追加設定

| 区分 | 詳細項目 | 区分 | 詳細項目 |
|---|---|---|---|
| 時間外労働 | | 自己研鑽等 | |
| | 病棟回診 | | 診療ガイドラインについての勉強 |
| | 検査・治療 | | 新しい治療法や新薬についての勉強 |
| | 記録 | | 手術や処置等の予習や振り返り |
| | ＩＣ | | シミュレーターを用いた手技の練習等 |
| | 読影・所見作成 | | 自主的な学会・勉強会への参加・準備 |
| | 書類作成 | | 臨床研究(症例報告の作成・論文執筆) |
| | 科内カンファレンス | | 専門医・大学院の受験勉強 |
| | 会議・委員会 | | 専門医取得等の症例報告・講習会受講 |
| | | | 症例経験のための見学（手術・処置） |

　その結果、時間外の申請が実態に即して行われ、申請された時間は増えたものの、ある程度正確な労働時間を把握することができました。しかし、一方で現状のままでは1か月80時間を超える時間外を行い、B水準に該当しそうな医師が10名程度いることがわかりました（**図表**5.11）。

　このデータから、各医師が時間外を1か月当たり何時間短縮すればA水準

132

に適用させることができるかが明確になりました。病院として2024年度にすべての医師がA水準となることを目標に、あらためて時間外の短縮に向けて対策を検討することになりました。

図表 5.11

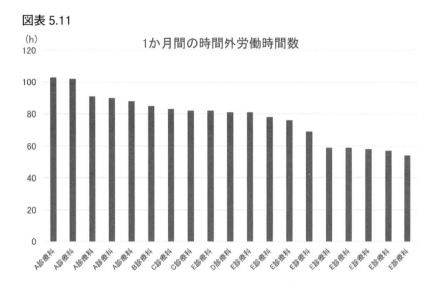

1か月間の時間外労働時間数

## (2) 医師を中心とする会議体の設置

時間外の短縮を推進するため、まず医師を中心とした会議体を立ち上げました。そこで時間外の短縮に向けた具体的な対策を多職種で計画し、その計画に対して幹部会で意思決定を行い実行に移しました。

当該会議体に参画する医師は、時間外が多い診療科から選出しました。最も多い診療科の担当副院長を責任者とし、2番目に多い診療科の担当副院長が副責任者、そして、それぞれの診療科に所属する中堅医師も参画することとなりました。あわせて、薬剤師、臨床検査技師、診療放射線技師、臨床工学技士、看護師、事務職からも代表者が参画し、多職種で2024年度にすべての医師をA水準とするための対策を検討しました。

第5章　医師の働き方改革！実践事例

図表 5.12

**効果的な業務負担軽減策（ヒアリング結果）**
**1．逆紹介の推進**
**2．医師の署名・承認の簡略化**
**3．代行入力の拡大**
4．電子カルテレスポンスの改善
5．電子カルテ音声入力機能の導入
6．会議の簡略化
7．緊急手術枠の確保
8．検査室スタッフの増員
・
・
・
・

　まず、労働時間短縮に効果的であると考えられる業務負担軽減策を各診療科の医師からヒアリングし、そのなかで特に効果的であると思われる業務負担軽減策から順に取り組むことになりました（**図表 5.12**）。しかし、その効果が限定的と思われるような内容についても切り捨てず、できる限り検討して、少しでも時間外の削減につなげるよう検討しました。

　特に効果的であると判断された業務負担軽減策は、「逆紹介の推進」、「医師の署名・承認の簡略化」、「代行入力の拡大」の3つです。

## 5.6　医師の業務負担軽減の取組み

### (1) 逆紹介の推進

　病院としてまず取り組んだのが、「逆紹介の推進」です。当院は地域医療支援病院であり、患者さんの症状に適した医療を円滑に提供するために、かかりつけ医と役割を分担しています。かかりつけ医は、患者さんの日常的な診療や健康管理を行う役割、地域医療支援病院では専門的な検査や入院治療の役割を担っています。かかりつけ医と当院をつなぐ役割をしているのが、「地域連携

室」です。「地域連携室」は常に、かかりつけ医と密にコミュニケーションを
とりながら業務を進めています。

　治療方針や処方内容が決まり、病状が安定した患者さんは、紹介元のかかり
つけ医に逆紹介することが必要です。それを適切に行わないと、外来患者さん
は増える一方で医師の時間外は短縮できません。患者さんの状態が安定したか
どうかの最終判断は医師が行います。逆紹介についての患者さんへの説明は、
主に外来診察で医師から患者さんに行うのですが、患者さんの同意から説明ま
でに時間がかかったり、そもそも患者さん自身がその仕組みをよく知らなかっ
たりと、医師にとってはかなり手間のかかる業務となっていました。そのた
め、医師が逆紹介をしないという選択をしてしまうケースも多くありました。

　そこで、医師から要望として挙がったのが、一つは診察室や待合に「当院は
逆紹介を推進している」ことを大きく掲示すること、もう一つは逆紹介窓口の
設置です。掲示については、外来患者さんの目に常に触れるようなところに案
内があれば、患者さんが逆紹介についてある程度理解した上で診察に臨むた
め、医師からの説明がしやすくなるということでした。さっそく案内文面を作
成し、患者さんの目に留まりやすいよう A0 版の大きさで出力して各診療科の
診察室や待合に掲示しました。(**図表 5.13**)。また、掲示内容と同じ文面を、
ホームページや患者さん向け広報誌にも掲載し、少しでも多くの患者さんへの
周知を図りました。

　逆紹介窓口は、地域連携室に設置しました。ただ疾患の程度や治療の内容は
医師が最もよく分かっており、他の医療機関への転院の説明や、同意取得は医
師でなくては困難であるという意見が他職種から挙がりました。そこで、患者
さんに対し、転院に関する説明および同意の取得までを医師が行い、逆紹介先
の選定については地域連携室が担うことになりました (**図表 5.14**)。

## (2) 医師の署名、承認の簡略化

　次に取り組んだのが、「医師の署名、承認の簡略化」です。当院では、患者
さんにお渡しする診断書や説明書、入院診療計画書等には、すべて医師が直筆

図表 5.13
### かかりつけ医と連携して役割分担を行います

○○病院(地域の中核病院)は、かかりつけ医と連携してそれぞれの機能に応じた役割分担を行っています。当院は救急・急性期の緊急性の高い医療の提供を担当しています。
日ごろの総合診療はかかりつけ医が担当し、専門的な検査や入院治療を当院が行うことにより、良質な医療をスムーズにお届けする仕組みです。

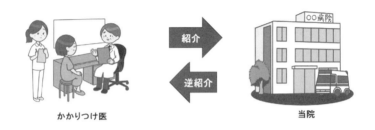

図表 5.14
### 逆紹介窓口の流れ

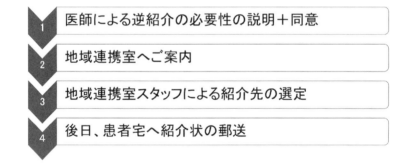

の署名をしていました。しかし、医師は、この直筆の署名が煩わしく、負担になっているというのです。

そこで、法的に署名が必要な書類と不要な書類を整理することにしました。医療法や医師法等を確認したところ、署名ではなく記名(印字されたもの)・押印で問題ない書類があることがわかりました。検査や手術の同意書については患者さんへ検査・手術内容について説明書を見せて説明したのち、同意いた

5.6　医師の業務負担軽減の取組み

だくことになっています。また、これらの同意書と説明書は一体となっています。「説明書・同意書」には、これまで、どの医師が説明したかわかるよう、医師の署名欄があり、医師の直筆署名を求めていました。しかし、同意書は病院が患者さんから同意をいただくものであるため、患者さんの署名は必ず必要ですが、医師の直筆署名は法的に必要なものではないため廃止することになりました。ただし、説明者の記録は残す必要があるため、医師の氏名を自動的に印字できるよう電子カルテシステムを改良して対応しました。これで「説明書・同意書」に関しては、署名に医師が関わる必要は一切なくなりました。

　次は患者さんの入院時に交付される「入院診療計画書」と退院時に交付される「退院療養計画書」に関する医師の署名・押印の必要性について検討しました。これら計画書は、双方とも医師が中心となって計画し、患者さんにお渡しするもので、法的にも作成が義務付けられています。この計画書に、署名、押印欄があり、これまで医師が直筆で署名し押印していました。しかし、法的には直筆の署名まで求められておらず、記名（印字されたもの）と押印でよいことが判明し、この両計画書についても、医師名が自動的に印字できるよう電子カルテシステムを改良して対応しました。これにより、押印行為は残るものの、直筆署名にかかる時間が短縮されることになりました（**図表 5.15**）。

図表 5.15

## 入院診療計画書 医師署名欄の印字

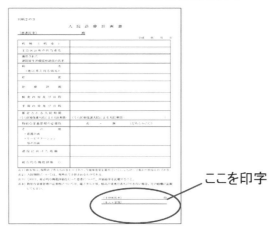

### (3) 代行入力の拡大

　続いて医師の業務負担軽減のために取り組んだのが、「代行入力の拡大」です。電子カルテの代行入力については、以前から各診療科の外来に医師事務作業補助者を配置して行ってきましたが、更なる医師の負担軽減のため、医師事務作業補助者を増員することにしました。ただし、全診療科に配置するのではなく、時間外の多い２つの診療科に絞って増員配置を進めました。増員人数は２診療科ともに３名。院内に余剰人員はいないため、新規に採用することで増員を図りました。ただし、新規採用者に対しては教育が必要であるため、一度に採用するのではなく、少し期間をずらして採用を進めました。また、その３名のうちのいずれかが欠勤等した場合に備えて、さらに１名の増員を図りました。これにより、両診療科とも、常に３名の常時配置ができるようになりました。

　書類の代行作成については、以前より医師事務作業補助者が行ってきましたが、次は入院患者さんが退院した際、作成しなければならない退院サマリの代行作成への取組みです。退院サマリとは、入院患者さんの病歴や、入院時の身

5.6 医師の業務負担軽減の取組み

図表 5.16

## 医師と事務職との役割分担

| 事務職が記載する項目 | 医師が記載する項目 |
|---|---|
| ● 担当医 | ● 左記以外 |
| ● 紹介元 | |
| ● 手術情報 | |
| ● 紹介先 | |

体所見、検査所見、入院中に受けた医療内容についてまとめた要約書のこと
で、退院後一定期間内に記載することとなっています。この退院サマリの代行
作成については、診療情報を取り扱う事務部門と医師との間で業務の調整を行
いました。もちろん、退院サマリのすべての作成を事務職で行うことはできま
せん。最終的には医師の承認が必要となります。退院サマリの記載事項のう
ち、どの項目を事務職で作成するか医師と調整するとともに、患者さんが退院
してからの退院サマリの作成工程を明らかにし、医師と事務職のそれぞれが作
成するタイミングを明確にしました。これにより、ヌケ・モレなく代行作成が
できるようになりました（**図表 5.16**）。

## (4) クリニカルパスの代行入力

　続いてクリニカルパスの代行入力です。当院では、入院患者さんに対し、多
くの疾病でクリニカルパスを適用し治療を進めています。クリニカルパスと
は、入院から退院までの治療・検査のスケジュールを記述した計画表です。ク
リニカルパスにより、検査の予定や治療の内容、退院予定日等をわかりやすく
示すことができます。このクリニカルパス適用の際には、電子カルテ上に必要

139

第 5 章　医師の働き方改革！実践事例

図表 5.17
## クリニカルパス代行入力の流れ

1　・医師がクリニカルパス代行入力を指示

2　・看護師から事務職へ代行入力を依頼

3　・事務職は指示に基づき代行入力を実施

4　・入院前に医師が入力内容を確認し、クリニカルパスを承認

5　・医師が承認したことを看護師が確認後、患者入院

事項を入力する必要があり、この入力作業を代行できないかとの要望が医師から挙がりました。クリニカルパスは入院前の患者さんの状態を入力する必要があり、最終的には医師の確認を要します。クリニカルパスについては多職種が関わっているため、どの職種が中心となって推進することが適切なのか話し合いました。その結果、看護師が中心となり、医師の指示⇒事務の入力⇒医師の承認⇒看護師の確認⇒患者入院という流れでクリニカルパスの代行入力の仕組みを整えました（**図表 5.17**）。現在、実際の患者さんで試行をして、本当に医師の負担軽減につながるかどうかの検証を進めています。

## 5.7　他職種の取組みと新たな課題

### (1) 他職種の取組み

　当院では、医師からの要望に応えるだけではなく、様々な職種が自主的に計画を立てて、医師の負担軽減に取り組んでいます。
　各職種が取組み中の医師の業務負担軽減策は以下のとおりです。
〈看護師〉

140

## 5.7　他職種の取組みと新たな課題

- ・特定行為研修の受講および修了者の配置（**図表 5.18**）
- ・AI 問診の導入

〈薬剤師〉

- ・検査前、手術前患者さんの持参薬の検薬
- ・転院患者さんの薬剤サマリの作成
- ・市販後調査（PMS）等業務のサポート
- ・PBPM を活用した業務支援

〈診療放射線技師〉

- ・大腸内視鏡検査から大腸 CT へシフト
- ・TV 検査枠の拡大
- ・救急外来超音波検査支援

〈臨床検査技師〉

- ・救急外来業務支援（採血、心電図、心エコー等）
- ・新型コロナウイルス PCR 検体採取業務

〈臨床工学技士〉

- ・内視鏡外科手術スコープオペレーター
- ・手術患者静脈路確保

図表 5.18

## 当院の看護師が取り組んでいる特定行為

〈術中麻酔管理領域〉
　麻酔担当医と協働して術中麻酔管理の一部を担う

- ・呼吸器（気道確保に係るもの）関連
- ・呼吸器（人工呼吸療法に係るもの）関連
- ・動脈血液ガス分析関連
- ・栄養及び水分管理に係る薬剤投与関連
- ・術後疼痛管理関連
- ・循環動態に係る薬剤投与関連

## (2) 新たな課題

　このような様々な取組みを行うことと並行し、時間外が多い診療科の診療部長へヒアリングを重ね、勤怠システムから抽出した時間外の実績を報告し、時間外短縮に向けた診療科独自の取組み状況を確認しています。

　複数の診療科に共通する課題としては、会議やカンファレンスが未だに時間外中心に行われていることです。できる限り所定労働時間内にそれを実施するようお願いしています。また、緊急手術や緊急検査の対応が求められる外科系の診療科には、時間外短縮に向けた即効性のある解決策を見つけることは難しく、継続した課題といえます。

　医師に正確な時間外の申請を求める中、新たな課題が浮上してきました。時間外の多い医師について、個別にデータを確認してみると時間外の申請が不正確ではないかと思われる事例が見受けられました。出退勤の打刻は確実にされているのですが、その打刻時間と時間外の開始時刻、終了時刻が完全に一致しているのです。また、当院では宿直明けは休日として取り扱っているため、業務を行った場合は時間外の申請を行うことになっていますが、その宿直明けの時間外が夕方まで休憩なく連続しているケースも複数見受けられます。その他、自己研鑽と労働時間の整理を未だに理解せず、未だに院内の滞在時間を全て労働時間と解釈して、時間外の申請を行っている医師も散見されます。

　また、正確な時間外の申請を行うためには、医師自身が所定労働時間外に何を行ったのかを記憶しているうちに申請する必要があります。当院では原則、時間外を行った日に申請することがルールとされていますが、当該申請までの日数を調べてみると、月末にまとめて申請しているケースが多くあることがわかりました。これでは、病院側がデジタルで時間外をチェックしても意味がありません。「長時間労働医師への面接指導」も間に合いません。時間外を行った場合には、速やかに時間外の申請を行うこと、適切な時間外の申請を行うことを改めて医師へ呼びかけるとともに、診療部長へのヒアリングの際に個別の医師の時間外申請データを点検していただき、時間外の申請を行った医師へ、

それは適正なものであるか等の確認も依頼しています。それでも、時間外の申請を当日に行うというルールについてはなかなか浸透しません。しかし、医師が参画する会議体や診療部長へのヒアリングを通して、医師の負担軽減に向けた取組みを推進しなければならないという意識は、少しずつではありますが医師の中にも醸成されつつあるように感じています。

# 第6章

## 医師の働き方改革に関する
## トピックス

第 6 章　医師の働き方改革に関するトピックス

# 6.1　診療報酬改定と働き方改革

## (1)　地域医療体制確保加算の見直し

　厚生労働省は 2023 年 12 月 11 日、2024 年度診療報酬改定の基本方針を固めました。重点課題として、「現下の雇用情勢も踏まえた人材確保・働き方改革等の推進」が位置付けられ、医療従事者の賃上げや勤務環境改善、救急医療提供体制の確保等を促す方向性が示されました。

　医師の働き方改革の推進に対する診療報酬の評価の在り方については、かねてより中央社会保険医療協議会において検討されてきました。まず、労働時間短縮に向けて、「年 1,860 時間の特例的な時間外労働時間の上限も、将来的には縮減方向であり、特に地域医療確保暫定特例水準（B 水準）は 2035 年度末の終了が目標とされているが、地域医療体制確保加算を算定している医療機関で時間外労働時間が長い医師の割合が高くなっており、医師の労働時間短縮の取組みが進む施設基準であるべきではないか」という考え方が示され（**図表6.1**）、更なる医師の労働時間短縮の取組みを推進するため、今回の改定ではタイムカード、IC カード等による労働時間の把握が地域医療体制確保加算の算定のための要件として新たに加わりました（**図表6.2**）。

　加えて、令和 6 年度においては、1,785 時間、令和 7 年度においては、1,710 時間が、B・連携 B 水準対象医師の時間外労働時間の上限（原則）とされました。

## (2)　特定集中治療室管理料の見直し

　次に、宿日直についてですが、「現場では宿日直許可の取得が進められているが、宿日直許可を取得できないような医師にも宿日直が許可されるようなことが常態化してしまえば、医師の働き方改革に逆行してしまう懸念があることから、宿日直許可と治療室の医師の配置について整理すべきではないか」とい

146

6.1 診療報酬改定と働き方改革

図表 6.1

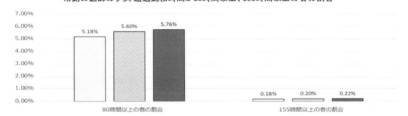

出所：令和5年度第8回 入院・外来医療等の調査・評価分科会資料

図表 6.2

## 地域医療体制確保加算の見直し

地域医療体制確保加算の施設基準に、医師の時間外・休日労働時間に係る基準を追加する。

【地域医療体制確保加算】
［施設基準］
1 地域医療体制確保加算に関する施設基準
(4) 医師の労働時間について、原則として、タイムカード、ICカード、パソコンの使用時間の記録等の客観的な記録を基礎として確認し、適正に記録すること。
　また、当該保険医療機関に勤務する医療法施行規則第63条に定める特定地域医療提供医師及び連携型特定地域医療提供医師（以下、この項において、「対象医師」という。）の1年間の時間外・休日労働時間が、原則として、次のとおりであること。
ただし、1年間の時間外・休日労働時間が次のとおりでない対象医師がいる場合において、その理由、改善のための計画を当該保険医療機関の見やすい場所及びホームページ等に掲示する等の方法で公開した場合は、その限りでないこと。
ア．令和6年度においては、1,785時間以下　　イ．令和7年度においては、1,710時間以下 (5)（略）

出所：厚生労働省　中医協 総ー56.1.26

う意見がありました。加えて、一般病棟については半数以上の病院が医師の業務について行政官庁から宿日直許可を受けており、治療室の中ではMFICUが

147

第6章 医師の働き方改革に関するトピックス

図表6.3

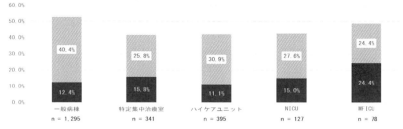

出所：令和5年度第8回 入院・外来医療等の調査・評価分科会資料

図表6.4

## 特定集中治療室管理料等の見直し

治療室内に配置される専任の常勤医師は宿日直を行ってない医師であること及び保険医療機関内に配置される医師は宿日直を行っている医師を含むことを明確化する。

| 改定後 | 改定前 |
|---|---|
| 【特定集中治療室管理料】<br>［施設基準］1 特定集中治療室管理料1に関する施設基準<br>(1) 専任の医師が常時、特定集中治療室内に勤務していること。当該専任の医師に、特定集中治療の経験を5年以上有する医師を2名以上含むこと。<br><u>当該専任の医師は、宿日直を行う医師ではないこと。</u><br>ただし、患者の当該治療室への入退室などに際して、看護師と連携をとって当該治療室内の患者の治療に支障がない体制を確保している場合は、一時的に当該治療室から離れても差し支えない。 | 【特定集中治療室管理料】<br>［施設基準］1 特定集中治療室管理料1に関する施設基準<br>(1) 専任の医師が常時、特定集中治療室内に勤務していること。当該専任の医師に、特定集中治療の経験を5年以上有する医師を2名以上含むこと。<br>ただし、患者の当該治療室への入退室に際して、看護師と連携をとって当該治療室内の患者の治療に支障がない体制を確保している場合は、一時的に当該治療室から離れても差し支えない。 |

出所：厚生労働省 中医協 総ー56.1.26

その業務に関して宿日直許可を受けている（以下、「許可あり宿日直」という。）割合が高いという調査結果があります（図表6.3）。今回の改定では、従来の

6.1 診療報酬改定と働き方改革

「特定集中治療室管理料1〜4」の算定要件について見直しが図られました。

具体的には、従来は「専任の医師が常時、特定集中治療室内に勤務していること」が主な要件でしたが、改定後は「専任の医師は、宿日直を行う医師でないこと」が新たな算定要件として加えられました。当該医師の勤務については、休日・夜間においても労働基準法上の宿日直ではなく、労働時間として取り扱わなければならないことが明確化されたのです。この算定要件を満たさなければ、これまでのような高い診療報酬を維持できなくなります（**図表6.4**）。救命救急入院料、小児特定集中治療室管理料および新生児特定集中治療室管理料1についても同様の対応が必要になります。

この見直しを受けて、当該治療室における医師の宿日直を「労働基準法上の宿日直」として取り扱っている医療機関も宿日直の実態を調査し、「許可あり宿日直」の基準に該当しない場合は、宿日直の拘束時間全体を労働時間として取り扱うよう改める医療機関もあるでしょう。

また、治療室内に専任の常勤医師が配置されない場合においては、遠隔ICUモニタリングにより、特定集中治療室管理に係る専門的な医療機関として別に厚生労働大臣が定める保険医療機関と情報通信機器を用いて連携して特定集中治療室管理が行われた場合には、特定集中治療室遠隔支援加算として、新たに診療報酬上の評価がされることになりました。

## (3) 処置及び手術の休日加算1等の見直し

医師の働き方改革関連の大きな見直しのポイントはもう一つあります。処置及び手術の休日加算1、時間外加算1及び深夜加算1（以下、「処置及び手術の休日加算1等」という。）の算定要件の見直しです。

従前は、「交代勤務制の導入」、「チーム制の導入」、「手当ての支給」のいずれかの実施が算定の要件とされていました。しかし、「処置及び手術の休日加算1等」を届け出ている医療機関において、勤務間インターバルの確保を行っていない医療機関が一定程度存在していることが厚生労働省の調査で分かりました（**図表6.5**）。そこで中央社会保険医療協議会において、「努力義務とされ

149

第6章 医師の働き方改革に関するトピックス

図表6.5

**手術もしくは処置の休日1・時間外1・深夜加算1の届け出状況（速報）**

- 急性期一般入院料等を届け出ている医療機関において、20.9%の医療機関が、手術もしくは処置の休日1・時間外1・深夜加算1を届け出ている。
- 手術もしくは処置の休日1・時間外1・深夜加算1を届け出ている医療機関は、届け出ていない医療機関に比較し、当直明けの医師の勤務について、勤務間インターバルの配慮をしている割合に大きな差はない。

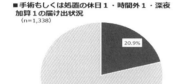
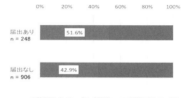

※ A票の対象医療機関のうち、急性期一般入院料、地域一般入院料、専門病院入院基本料、特定機能病院入院基本料のいずれかを届け出ている医療機関の回答を集計。
出典：令和5年度入院・外来医療等における実態調査（施設調査票（A票））

出所：令和5年度第8回 入院・外来医療等の調査・評価分科会資料

図表6.6

**勤務医の働き方改革の取組の推進**

処置及び手術の休日加算1、時間外加算1及び深夜加算1について、交代勤務制又はチーム制のいずれか及び手当に関する要件を満たす必要があることとする。

**改定後**
【時間外加算1（処置・手術通則）】
［施設基準］7 当該加算を算定する全ての診療科において、(1)又は(2)のいずれか及び(3)を実施していること。
(1) 交代勤務制を導入しており、以下のアからキまでのいずれも実施していること。ア〜キ（略）
(2) チーム制を導入しており以下のアからカまでのいずれも実施していること。ア〜カ（略）
(3) 医師が時間外、休日又は深夜の手術等を行った場合の手当等を支給しており、以下のア又はイのいずれかを実施するとともに実施内容について就業規則に記載を行い、その写しを地方厚生（支）局長に届け出ていること。また、休日等において、当該診療科に1名以上の緊急呼出し当番を担う医師を置いていること。（中略）

**改定前**
【時間外加算1（処置・手術通則）】
［施設基準］7 当該加算を算定する全ての診療科において、次のいずれかを実施していること。
(1) 交代勤務制を導入しており、以下のアからキまでのいずれも実施していること。ア〜キ（略）
(2) チーム制を導入しており以下のアからカまでのいずれも実施していること。ア〜カ（略）
(3) 医師が時間外、休日又は深夜の手術等を行った場合の手当等を支給しており、以下のア又はイのいずれかを実施するとともに実施内容について就業規則に記載を行い、その写しを地方厚生（支）局長に届け出ていること。また、休日等において、当該診療科に1名以上の緊急呼出し当番を担う医師を置いている こと。（中略）

出所：厚生労働省　中医協 総―56.1.26

ているA水準の医師であっても、「処置及び手術の休日加算1等」を算定する場合は、インターバルの確保を促すべきではないか」という考え方が示され、

「手当ての支給」を実施することに加えて「交代勤務制の導入」、「チーム制の導入」のいずれかを実施していることが算定のための要件とされました（**図表6.6**）。この見直しにより、医師の勤務環境の改善の取組みをさらに推進する方向性が改めて診療報酬改定で示されたともいえます。

## 6.2　医療機関が遵守すべき安全配慮義務

　ある医療機関で起きた医師が過労死した問題で、違法な時間外労働を行わせた疑いがあるとして当該医療機関を運営する法人と幹部が書類送検されました。しかし、医療機関側の見解は、「労働基準監督署が労働時間と認定した時間には自己研鑽の時間が含まれており、病院にいた時間が全て労働時間ではなく、自主学習や睡眠の時間も含まれ、切り分けは難しい。上司らの意見等から当該医師に過重な労働の負荷があったとは認識していない」というものでした。そうした見解から、医療機関が時間外労働時間の短縮を目的に、労働時間として認めるべき行為を自己研鑽として捉えていることが過労死につながったのではないかとお考えの方も多いと思います。しかし、それ以上に重要なのは、事業主の責務である安全配慮義務が確実に遵守されていたかどうかです。

　労働契約法[9]第5条では安全配慮義務について、「使用者は、労働契約に伴い、労働者がその生命、身体等の安全を確保しつつ労働することができるよう、必要な配慮をするものとする」と定めています。つまり、事業主は、労働者が業務の遂行に伴う疲労や心理的負荷等が蓄積して心身の健康を損なうことのないよう注意する義務（安全配慮義務）を負っているのです（**図表6.7**）。安全配慮義務違反との間に因果関係があり、結果発生の予見可能性、回避可能性があり、結果回避義務があるにもかかわらず、これを尽くさなかった場合、安全配慮義務違反と判断されます。

　例えば毎日、早朝から深夜まで長時間病院にいて、業務や自己研鑽に取り組

---

9：労働契約の基本的な理念及び労働契約に共通する原則や、判例法理に沿った労働契約の内容の決定及び変更に関する民事的なルール等を一つの体系としてまとめるべく、平成20年3月1日に制定された。

第 6 章　医師の働き方改革に関するトピックス

図表 6.7

# 労働契約法

5条　使用者は、労働契約に伴い、労働者がその生命、身体等の安全
を確保しつつ労働することができるよう、必要な配慮をするものとする。

んでいれば、健康を害する可能性が高くなることは予見できるのではないで
しょうか。上司が気付いて健康被害から守るための具体的な措置を早く講じれ
ば過労死に至ることもないでしょう。たしかに医師は業務遂行上の裁量が大き
いことから、経験の少ない若手医師であっても細かに上司の命令を仰ぐのでは
なく、自らの判断で業務や自己研鑽を行うことが多いと思われます。しかし、
だからといって本人に全て任せておけばよいというものではありません。

　「医師等の宿日直許可基準及び医師の研鑽に係る労働時間に関する考え方に
ついての運用に当たっての留意事項について」（令和元年 7 月 1 日基監発
0701 第 1 号労働基準局監督課長通達）において、医師の研鑽に係る手続とし
て「手続は、労働に該当しない研鑽を行おうとする医師が、当該研鑽の内容に
ついて月間の研鑽計画をあらかじめ作成し、上司の承認を得ておき、日々の管
理は通常の残業申請と一体的に、当該計画に基づいた研鑽を行うために在院す
る旨を申請する形で行うことも考えられる」と示されています。これは労働時
間と自発的な研鑽の時間を明確にするという目的がありますが、同時に上司の
管理を強く求めているといえます。自己研鑽だから放置しておいてよいという

152

ものではありません。

　厚生労働省が平成29年1月20日に策定した「労働時間の適正な把握のために使用者が講ずべき措置に関するガイドライン」において、「労働時間の適正な把握を行うためには、単に1日何時間働いたかを把握するのではなく、労働日ごとに始業時刻や終業時刻を使用者が確認・記録し、これを基に何時間働いたかを把握・確定する必要がある」と示されています。労働時間の管理のみではなく、在院時間の管理についても強く求めているといえます。

　2024年度以降、B・連携B・C水準の医師には勤務間インターバルが適用されます。勤務間インターバルは確実に休息を取得するために設けられた仕組みですので、この時間を自己研鑽に充てることは本末転倒と言わざるを得ません。そういったことにも注意を促しつつ、安全配慮義務を遵守し医師の健康を確保できるような管理体制を医療機関は構築する必要があると思われます。

## 6.3　救急部門のタスク・シフト

　働き方改革推進により、医師の時間外労働時間（以下、「時間外」という。）の短縮が求められています。時間外の短縮は上手く進めないと、患者さんの診療に支障を来たす恐れがあります。特に救急部門は医師の時間外で支えられていることから、時間外を短縮すると救急患者の受け入れが困難になることも予想されます。そうした背景から医師からのタスク・シフトを受けた救急救命士が院内で活躍している事例が増えています。

　良質かつ適切な医療を効率的に提供する体制の確保を推進するための医療法等の一部を改正する法律（令和3年法律第49号）により救急救命士法（平成3年法律第36号）が改正され、令和3年10月1日から、救急救命士は、予め、厚生労働省令で定める研修を受けることで、重度傷病者が病院又は診療所（以下、「医療機関」という。）に搬送されるまでの間のみならず、医療機関に到着し当該医療機関に入院するまでの間（当該重度傷病者が入院しない場合は、医療機関に到着し当該医療機関に滞在している間）においても、救急救命

第6章　医師の働き方改革に関するトピックス

処置を行うことが可能となりました。

　最近では、救急救命士を直接雇用する医療機関が増えてきました。そこで、（一社）日本臨床救急医学会ならびに（一社）日本救急医学会は、医療機関に直接雇用される救急救命士が救急救命処置を適切に行える体制を整備することを目的として、「医療機関に勤務する救急救命士の救急救命処置実施についてのガイドライン」を策定しました。ガイドラインにおいては、救急救命士の院内における育成の必要性が重要であるとされており、厚生労働省もホームページで「医療機関に所属する救急救命士に対する研修の講師となる人材のための教材」を提供し、医療機関における救急救命士の育成をサポートしています。

　また、湘南鎌倉総合病院のホームページを見ると、「専属の救急救命士が所属しており、救急調整室を運用しています。そこでは他院からの転院搬送の依頼窓口業務や、診療情報の収集業務、また適切な転院搬送先の選定や、時には実際に搬送業務を一手に引き受け、円滑な医療を強力にサポートしています。そのため医師は診療に専念でき、迅速かつ最善の治療に全力を尽くすことができています」と掲載されています。当該医療機関の救急調整室では13名（2024年6月現在）の救急救命士が活躍し、救急部門の運営に貢献しています。このように急性期病院において救急救命士が活躍する事例は全国でも増加傾向であり、救急部門において医師、看護師に次ぐ医療職種といわれている救急救命士の役割は今後、益々大きくなるものと期待されます。

（参考文献：湘南鎌倉総合病院 - 救命救急センター［湘南 ER］ホームページ）

## 6.4　公立病院における医師事務作業補助者確保の課題

　2020（令和2）年度診療報酬改定の結果検証に係る特別調査（令和3年度調査）「医療従事者の負担軽減、医師等の働き方改革の推進に係る評価等に関する実施状況調査」（施設票）によると医師の負担軽減策として特に効果のある取組で多かったものは、医師の増員の他には、「医師事務作業補助者の入院への配置」、「医師事務作業補助者の外来への配置」とされています。しかし、公

154

立病院では医師事務作業補助者の確保が進んでいないといわれています。

## (1) 医師事務作業補助者等の採用に関する課題

医師事務作業補助者は、医師の働き方改革推進に重要な役割を果たすと考えられます。診療報酬においても「医師事務作業補助体制加算」について 2022 年度改定では、医師事務作業補助者の経験年数に着目した見直しがなされました。「同加算 1」の施設基準に、当該医療機関において 3 年以上の医師事務作業補助者としての勤務経験を有する医師事務作業補助者が、それぞれの配置区分ごとに 5 割以上配置されていることが算定の要件とされ、収入の面でも重要性が増しています。

NPO 法人日本医師事務作業補助研究会の 2017 年 9 月の調査では、医師事務作業補助者の 53 ％が正規職員、17 ％がパートタイマー、25 ％が契約職員、5 ％が派遣職員となっています。設立主体別に医師事務作業補助者の正規職員の割合をみると医療法人では 78.4 ％、自治体病院では 13 ％となっています。

民間病院では、正規職員の割合が高く、公立病院、公的病院等では、正規職員の割合が低くなっています。労働者は、正規職員としての採用の方が雇用が安定するため、公立病院よりも民間病院を選択する可能性が高いと考えられ、いかに公立病院、公的病院等は医師事務作業補助者を確保するかが経営上の課題となります。

近年、重要性が増している看護補助者についても同様のことがいえます。

## (2) 採用における民間病院と公立病院の違い

公営企業法の一部適用を受ける公立病院では、民間病院と違い正規職員を自由に採用できる状況にありません。公立病院の正規職員の採用は、自治体の長（任命権者）の裁量の範囲になるからです。そのため、人事委員会が置かれていない多くの市町村では、市町村の人事担当課と協議を行うことになります。病院経営が黒字であれば職員の増加もそれほど問題にならないかもしれませんが、赤字の場合は、人事担当課で「職員の増＝人件費の増＝赤字の増」という

第6章　医師の働き方改革に関するトピックス

判断になりやすく、診療報酬の制度も含めた丁寧な説明が求められます。また、自治体には定数条例というものがあり、職員として採用できる人数が予め定められています。この定数条例を超える採用はできません。定数条例は、変更可能なものの自治体の議会の承認が必要になり、迅速に対応することは難しく、先を見通しての人数管理を求められます。

　給与面においても特定の職員のみ俸給に上限を設けるという方法は困難であり、加算を取るために正規職員の採用を行うと加算分を超える人件費の負担となることもあり得ます。したがって、医師の負担軽減のために、正規雇用で医師事務作業補助者を採用する場合は、診療報酬の加算による費用対効果だけを期待するのではなく、当該職員の採用による他職種の負担軽減等による効果が評価できなければ正規職員の採用はできません。このような自治体における医師事務作業補助者の採用制限が、民間病院と自治体病院の正規職員割合の差となって表れています。一方、自治体病院にはパートタイム会計年度任用職員という民間企業でいう非常勤に近い採用方法があります。パートタイム会計年度任用職員は、各自治体により異なるかもしれませんが、正規職員と違い病院の判断で採用できるケースが多いのではないかと思います。

　2年に一度の診療報酬改定のストラクチャー評価の見直しに柔軟に対応するには、パートタイム会計年度任用職員の採用が現実的であると考えられます。しかし、会計年度任用職員は、会計年度と名称がついているとおり最長でも1年度ごとの採用になります。働く側として、会計年度任用職員という身分は、不安定な状況におかれるために敬遠されます。それが、自治体病院の人材確保を困難にしているといえます。また、自治体は、一部法律の適用が除外されており、労働契約法第18条における無期転換ルールもそのうちの一つです。会計年度任用職員としての勤務を継続しても期間の定めのない採用に切り替わることはありません。

## (3) 医師事務作業補助者等を確保するためには

　労働者は、業務内容がほぼ同じであれば待遇の良い方を選択することが多い

と考えられます。会計年度任用職員の確保を考えたとき、時給単価を上げることができれば採用できそうです。しかし、病院以外にも自治体には大勢の会計年度任用職員がおり、病院職員のみ時給単価を上げることや、時給単価を上げ過ぎると若い正規職員の時給を超えてしまうことがある等、考慮しなくてはいけないいくつかの課題があります。そこで、待遇面ではなく職場環境を整えることの方が現実ではないかと考えます。どれほど待遇が良くてもハラスメント等が発生する等、職場環境が悪ければ勤務の継続は難しいでしょう。働きやすい環境を整え、ある程度柔軟に勤務時間に応じる等の対応が必要ではないかと思います。

　自治体病院の医師事務作業補助者は、そのほとんどが会計年度任用職員です。管理者が不在で、会計年度任用職員のみで当該業務を行っていると、誰がどの業務を担うのかが決められず、会計年度任用職員同士で仲が悪くなることがあります。また、特定の会計年度任用職員のみが担当している業務については、当該会計年度任用職員が退職してしまった場合、業務に支障が生じる恐れがあります。そこで、正規職員を1名おき、全体の取りまとめ、業務内容の把握、業務の割り振りを行うことにより、業務の円滑化、離職予防に役立てることができるのではないかと思います。行政職員は自治体の人事異動があることを考慮すると、充てる正規職員は、定年延長により役職定年となった看護師等の診療の内容がわかる医療職等を充てることが好ましいと考えます。

## 第7章

# 医師の働き方改革は
# 「就業管理システム」で
# 推進する

第 7 章　医師の働き方改革は「就業管理システム」で推進する

## 7.1　就業管理システム導入の必要性

　近年、政府が主導する働き方改革推進にともない、各企業では働き方の多様化が進み、変形労働時間制、フレックスタイム制、副業・兼業、在宅勤務等、様々な働き方が取り入れられています。一方では、長時間労働による健康被害を防ぐために、労働基準法、労働安全衛生法等の行政法が厳格化され、これまで以上に適切な就業時間と健康管理への対応が求められています。そうした背景から、就業管理には新たな仕組みの構築が必要になっています。医療機関においても例外ではありません。医師は応召義務があるため複雑な働き方を強いられています。そのため、勤務医の就業管理は難しいといわれてきました。しかし、2024 年度以降は新たに時間外労働の上限規制が導入されるとともに「追加的健康確保措置」が義務化され、勤務間インターバルやそれが確保できなかった場合には代償休息を付与しなければなりません。それらの実施については 1 年に 1 回の医療監視にて確認されるため、その実績を残しておく必要もあります。ただし、そういった管理をアナログで行うのは容易ではありません。医師の働き方改革を推進しなくてはいけないのに、逆に医師に負担をかけることにもなりかねません。そこで、京葉システム株式会社では、そういった医師の複雑な働き方の管理に対応し、医師の負担を大きく軽減した就業管理システムを開発しました。それが、"タイム・ワークス"です。"タイム・ワークス"は医療機関勤務環境評価センターのガイドラインで示された就業管理の必須事項等の実施について、人手をかけることなくシステム化しています。具体的には、医療機関勤務環境評価センターのガイドラインの評価項目として挙げられている「医師の労働時間短縮に向けた労務管理体制の構築（ストラクチャー）」の重要項目のうち、特にシステム化により医師の皆様の手間が省力化できる機能を実装しています（**図表 7.1**）。

　それでは、"タイム・ワークス"はどのような特長のあるシステムなのか、具体的にご説明します。

160

7.2 労働（滞在）時間を把握する仕組み

図表 7.1

## タイム・ワークスが実装する機能

| 機能名 |
| --- |
| 労働（滞在）時間を把握する仕組みがある |
| 滞在時間のうち労働ではない時間（主に自己研鑽）を把握する仕組みがある |
| 副業・兼業先の労働時間の実績を、少なくとも月に1回は、申告等に基づき把握する仕組みがある |
| 副業・兼業先の労働時間を通算して、時間外・休日労働時間数及び勤務間インターバル確保の実施状況のいずれも管理している |
| 宿日直許可のある宿直・日直中に通常の勤務時間と同態様の業務に従事した場合には、事後的に休息を付与する配慮を行っている |
| 少なくとも月に2回、各診療部門の長または勤務計画管理者が管理下にある医師の労働時間について、把握する仕組みがある |
| 少なくとも月に1回は医師本人へ自身の労働時間について、フィードバックされる仕組みがある |
| 少なくとも月に1回は管理者、労務管理責任者及び事務統括部署が医療機関全体の医師の勤務状況について、把握する仕組みがある |
| 月の時間外・休日労働が100時間以上になる面接指導対象医師を月単位で把握する仕組みがある |
| 月の時間外・休日労働が155時間を超えた医師を月単位で把握する仕組みがある |
| 勤務計画の対象月の時間外・休日労働時間が上限を超えないように勤務計画が作成されている |
| 宿日直許可の有無による取扱いを踏まえた勤務計画が作成されている |
| B水準、連携B水準及びC水準適用医師の年間平均時間外・休日労働時間数の集計ができること |
| B水準、連携B水準及びC水準適用医師の年間平均時間外・休日労働時間数の集計ができること |
| 年間の時間外・休日労働が1860時間超の医師の人数・割合・属性の集計ができること |
| 勤務間インターバル確保の履行状況が把握できること |
| 代償休息の付与状況が把握できること |

# 7.2 労働（滞在）時間を把握する仕組み

　労働基準法では、使用者に対して、職員の客観的な出退勤の記録が義務付けられています。"タイム・ワークス"は以下の4種類の打刻システムを搭載しており、各医療機関の実態に合わせてお使いいただいています。

## (1) IC カード型タイムレコーダ（KS4200）

　交通機関での利用に代表される IC カードです。カード内部に、職員番号等のデータが記録されており、これを利用して打刻するものです。IC カードの特徴として、職員証との併用や、その拡張性を利用して、様々な業務やシステムでも利用が可能です。例えば、社内の自販機での購入、食堂システムや入退室ゲートでの利用等が可能となります。

図表 7.2　KS4200

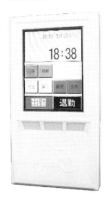

## (2) 生体認証型（指静脈）タイムレコーダ（KS4200FV2）

　生体認証は本人情報を所持する必要がないことや、他人のなりすましができないこと等のメリットがあります。しかし事前に生体認証の情報登録が必要です。また、個々のレコーダごとに生体情報を登録する必要もあるため、複数台のレコーダでその生体認証の情報が共有できる仕組みを整備しなければなりません。

　生体認証の性能の指標として、他人受入率（他人を本人として認識してしまう）、本人拒否率（本人にもかかわず、他人と認識してしまう）があります。仮に認証率が98％の場合、一見精度が高そうであっても、朝100名が打刻をすると、2名は本人ではないと判断される計算になります。これでは、データ補正が多くなり現実的ではありません。高精度であることの確認はもちろんなのですが、誤認識した場合の対策や、最大限精度を高める機能を有していることも重要となります。

7.2 労働（滞在）時間を把握する仕組み

図表 7.3　KS4200FV2

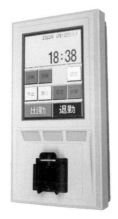

## （3）生体認証型（手のひら静脈）タイムレコーダ（KS05）

手のひら静脈の場合、指の静脈に比べ、登録される静脈の面積（情報量）が多い分、認証精度が高くなります。一般的に生体認証の場合、認証方式として、1：1認証と1：N認証があります。1：1認証とは銀行のATMのように、最初に対象者を特定（ATMではキャッシュカードで特定）してから、本人であるか否かの確認をする方法です。

もう一つは不特定多数の情報から、対象者を特定する1：N認証です。この場合、精度の高さが必要なため、手のひら静脈認証をお勧めしています。ただし、1：N認証は認証時間を要する場合があります。1：N認証のほうが使い勝手がよいのですが、そのために時間がかかっていては、運用するうえでの障害になる可能性がありますので、不特定多数の人数規模を考慮して導入を検討する必要があります。

## （4）スマートフォンタイムレコーダ

スマートフォンの活用は、システムのインフラ環境にも依存しますが、一般的には、どこでも打刻が可能になるため、業種や業態にとっては大きなメリッ

第7章　医師の働き方改革は「就業管理システム」で推進する

トがあります。医師の場合、スマートフォンを病院からの連絡用として所持していることも多いと思います。接続回線やスマートフォンの設定にも依存しますが、外出先での位置情報の取得等も可能になります。また自己研鑽や副業・兼業先における勤務の申請や勤務実績の報告等も病院外から行うこともできます。また、スマートフォンを活用した場合は、客観性を保つために、打刻時刻はサーバ側で記録されます。

**図表7.4　スマートフォンタイムレコーダ**

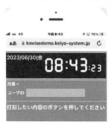

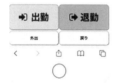

### (5) 外部システム（ビーコン）との連携

　ビーコンとは、低消費電力の近距離無線技術を利用した位置情報特定技術およびその技術を使ったデバイスのことです。アンテナ側でビーコン情報をキャッチし、その情報（時刻や場所）をもとに出退勤の打刻データを生成し、上位の"タイム・ワークス"へ送信します。最近では蛍光灯充電に対応したビーコンも用意されています。

## 7.3 医師の勤務計画の作成

### (1) 変形労働時間制への対応

　医師のように多様な勤務形態の場合、変形労働時間制の導入が必要になると考えられます。変形労働時間制の場合、ある一定の条件のもと、1日の勤務の長さ（所定労働時間）が8時間を超えた勤務や、1週間に40時間を超える勤務を行うことも可能になります。しかし、単純に1か月の総枠時間を超えた分だけを時間外労働として取り扱うケースや、日々の労働時間のみを設定して勤務シフトが作成されている事例を見かけることがあります。本来、変形労働時間制は勤務の長さだけでなく、始業・終業時刻を設定して勤務スケジュールを計画する必要がありますので、このような事例は違法に当たります。1か月の合計が法定労働時間を超えた場合、超えた時間は法定外労働時間として取り扱うことになりますが、超えていなくても、例えば1日の所定労働時間を8時間以下に設定した日に、8時間を超える労働があれば、その超えた時間は法定外労働時間として取り扱うことが必要です。同様に所定労働時間を40時間以下に設定した週に、40時間を超える労働があれば、その超えた時間は法定外労働時間として取り扱うことが必要です。このように、日々計算、週計算、月計算の3段階の時間計算ができないと、変形労働時間制への対応はできません。

　また、医療機関では夜勤のように、日を跨ぐ勤務があります。このような場合については、「継続勤務が2暦日にわたる場合には、たとえ暦日を異にする場合でも1勤務として取扱い、当該勤務は始業時刻の属する日の『1日』とすること」（厚生労働省労働基準局長通達1号（昭和63年1月1日））とされています。したがって当日10：00～翌日2：00の労働の場合は、当日側の勤務として取り扱うことが必要です（1日区切りが、就業規則に記載がない場合）。さらに翌日が法定休日の場合、00：00～02：00の間は労働基準法では休日労働の取り扱いになります。"タイム・ワークス"ではそういった取扱いが自動

第7章 医師の働き方改革は「就業管理システム」で推進する

的に行われる仕組みとなっています。

## (2) 勤務計画作成の支援機能

　勤務スケジュールの入力画面は、月別・日別・時間帯別に入力が可能な仕組みになっています。例えば、曜日に応じて業務や役割が決まる場合は、そのスケジュールをパターン化して事前に登録しておくことができます。しかし、医師の勤務スケジュールをすべてパターン化することは困難です。医師には様々な勤務がありますので、それを一つひとつ登録することは現実的ではありません。"タイム・ワークス"では、フリー勤務と呼ばれる機能があります。それは、フレックスタイム制のように、日々の任意の始業、終業時刻を指定できる機能です。長時間の手術を行う場合等のように所定労働時間がとても長くなるような日の場合には、このフリー勤務機能を利用します。これにより、むやみに勤務パターンの登録件数を増やすことがなくなります。一方、勤務スケジュールには、法令や就業規則、職員ごとの労働契約に応じた制限チェックがかかります。法定労働時間の上限を超えていないか、法定休日は確保されているか等のチェックがかかる仕組みです。さらに、今回は医師の働き方改革に対応したチェック項目を追加しました。それは、主に厳格な宿日直の管理と追加的健康確保措置への対応を目的としています。

　労働基準法上の許可のある宿日直（以下、「許可あり宿日直」という。）の場合、許可基準とされている宿日直の回数の上限を超えていないか、始業から24時間以内に9時間以上の連続した休息時間の確保ができているか等のチェックです。労働基準法上の許可のない宿日直（以下、「許可なし宿日直」という。）の場合は、始業から46時間以内に18時間以上の連続した休息時間の確保ができているかのチェックです。同様に長時間手術により15時間を超えるような所定労働時間を設定せざるを得ないような場合もチェックの対象となります（**図表7.5**）。

　宿日直勤務の登録も必要です。日勤に続く宿直、宿直明けに通常勤務等を予定する場合は2日間にまたがる継続勤務となります。そのような場合は、1日

に2勤務以上の勤務を登録できる機能が必須となります。

また、他の医療職の勤務計画システムとの連携機能も必要です。

ほとんどの医療機関では、看護勤務計画システムと勤務スケジュールの連携を行っています。この際、看護勤務計画システムと就業管理システム間でのギャップを埋める機能が必要であり、具体的には、勤務記号や休暇コード等、変換しながら連携することです。連携方法は、CSV形式のバッチ連携やAPI連携等、自動化で行われます。

図表 7.5

**勤務スケジュール作成支援機能**

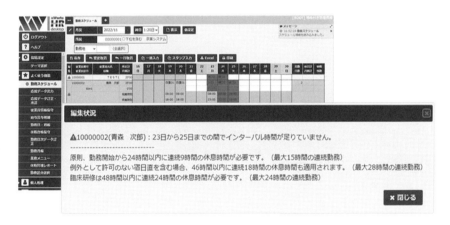

## 7.4　労働時間および自己研鑽等の把握

### (1) 時間外申請および労働時間以外の時間を把握する仕組み

上司への時間外申請については、パソコンの他、タブレットもしくはスマホから行うことができるよう設定できます。退勤打刻の時刻と勤務スケジュールにおいて設定された当該日の終業時刻との間に一定の乖離があった場合、シス

テムは自動的に警告を発します。その場合、時間外労働が理由の乖離であれば時間外申請を行う。自己研鑽が理由であれば、自己研鑽として乖離理由を入力することになります。

　また、操作の手間や申請モレを防ぐ機能として、ナビゲート機能があります。例えば、出勤日であるにも関わらず、打刻や休暇申請がない場合は、"打刻がありません"と表示され、つぎに「打刻を忘れました」、「休暇申請していません」、「直行でした」等、想定される理由が表示されます。職員はそれらの選択肢の中から該当する理由を選択することで処理が可能となり、申請モレを防ぐことができます。同じように、自己研鑽により退勤時刻が遅れたことにより、終業時刻と退勤時刻との間に一定の乖離がある場合についても、"退勤時刻に乖離があります"の表示に対して、「自己研鑽をしていた」を選択し入力することになります（**図表7.6**）。

図表 7.6

## ナビゲート機能

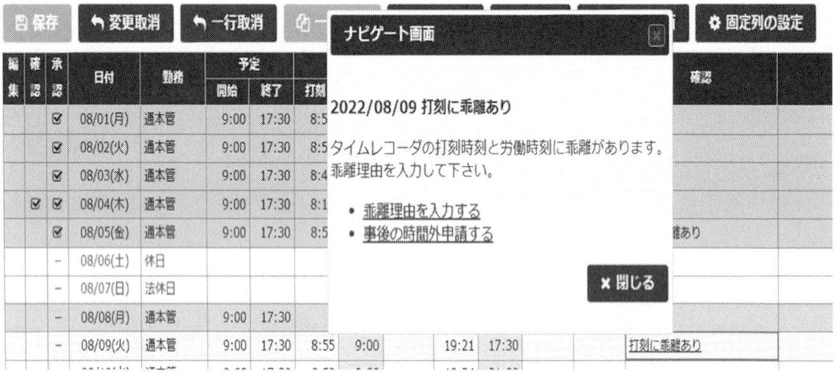

## (2) 副業・兼業先の労働時間の把握

　医師の業務の特性として、外部の医療機関で診療するケースがあります。そ

の場合、主に勤務する医療機関と外部の医療機関の労働時間を通算した労働時間管理が必要となります。医師のみではありません。今後の働き方の多様性の一つとして、副業・兼業を行う職員が増えることも想定されます。また、既に週休3日制度を導入したうえで、同時に副業・兼業を許可する企業も増えています。そのため、副業・兼業先の労働時間も通算した労働時間管理を行う機能があることは、就業管理システムの必須要件になるといえるでしょう。

　副業・兼業先をもつ医師の労働時間管理は、主に勤務する医療機関と副業・兼業先の医療機関における所定労働時間および所定外労働時間をそれぞれ把握することが必要です。しかし、主に勤務する医療機関における残業が副業・兼業先の医療機関の勤務に影響を及ぼすことがあります。またその逆もあるでしょう。副業・兼業先が複数ある場合等には、さらに複雑な管理が必要になるため、厚生労働省は「管理モデル」を示し、簡易的な労働時間の管理も推奨しています。"タイム・ワークス"で管理モデルにより運用を行う場合には、対象医師のみ個別の36協定の上限を設定することや、副業・兼業先の労働をすべて所定外労働時間として取り扱うことも可能です。

# 7.5　勤務間インターバルと代償休息の管理

## (1) 代償休息の付与

　2024年度より導入された「追加的健康確保措置」では、医師の様々な働き方に対応した休息管理が求められています。医師には通常業務の延長以外にも、宿日直勤務、呼出し、副業・兼業等、様々な勤務形態があります。それを統合的に判断し、医師にできるだけ過不足なく休息を取ってもらうことが重要になります。医療機関側としては、医師が適切な勤務間インターバルを確保することができるよう労働時間を管理し、調整していかなければなりません。しかし、緊急的な診療業務等のために、勤務間インターバルが予定どおり確保できないことも多くあります。そのような場合、つまり医師が働き過ぎてしまっ

第 7 章　医師の働き方改革は「就業管理システム」で推進する

たとき、事後の対応として、働き過ぎてしまった時間を後から休息時間という形で、付与する仕組みが「代償休息」です。

　厚生労働省によると、代償休息の付与期限は翌月末日までとしておりますが、発生した際には、ある程度蓄積した後にまとめて付与するのではなく、その発生の都度、時間単位で早く付与することが推奨されています。

## (2) 代償休息付与の自動化

　"タイム・ワークス"は代償休息の対象となった時間数（以下、「代償休息時間」という。）を自動で計算する機能を備えています。始業時刻・終業時刻、勤務時間、勤務形態、休息時間、呼出し、宿日直等の要素を考慮して、医師が働き過ぎた時間を自動で算出します。これらの蓄積されたデータから、代償休息時間を算出し管理します。そして、この代償休息時間の情報が日々の勤務表や、月報等に表示され、それを当該医師と上司が確認できる仕組みになっています。代償休息時間が自動で算出できれば、次はこれを消化する運用が必要となります。

　代償休息時間が消化される仕組みとして、「所定労働時間中における時間休の取得」と「勤務間インターバルの延長」の二つの方法があります。代償休息時間の自動的な消化の仕組みについては後述しますが、職員本人による休息の申請による消化の方法についてご説明します。例えば、前日働き過ぎてしまったような場合に、翌日の勤務時間中に数時間の「追加の休息」の申請をします。システムはこれを判断し、代償休息時間から「追加の休息」の時間を代償休息時間から減算する仕組みになっています。これが、「所定労働時間中における時間休の取得」による代償休息の付与に当たります。

　ただし、この場合、職員自らが「追加の休息」を申請する必要がありますので、この運用だけで代償休息を管理することは非現実的です。そこで、代償休息が発生した都度、「追加の休息」を設定していく運用とは別に、"タイム・ワークス"は代償休息時間を自動的に消化できる機能を実装しています。例えば、次のように代償休息を付与することもできます。「火曜日に遅くまで残業

7.5 勤務間インターバルと代償休息の管理

をして勤務間インターバルの確保ができなかったために代償休息が必要になった。翌日の水曜日は定時で帰宅したので、その翌日の始業までの間に9時間の勤務間インターバルの確保と当該代償休息を付与することができた」。このように、終業から翌日の始業までの勤務間インターバルが9時間を超えた場合、当該超えた時間（以下、「充当余地時間」という。）については、代償休息に充当できるというルールがあります。これが、「勤務間インターバルの延長」による代償休息の付与に当たります。例えば、始業から24時間以内に12時間の連続した休息を取得した場合には、12時間から9時間を差し引いた3時間が、「充当余地時間」となります（**図表7.7**）。この3時間を、過去に発生した代償休息時間に充当し、減算する処理が可能です。しかし、これを人手により管理するには、あまりにも複雑な作業が発生しますので現実的ではありません。

人手で管理した場合は、結果的に代償休息の付与が不足したり、逆に休息を過度に与えてしまうようなことも容易に想像できます。"タイム・ワークス"では、これらの複雑な時間計算を実装しており、最終的には代償休息の相殺処理までを自動で行います。つまり、人手を介することなく、充当余地時間が代償休息時間から自動的に減算される仕組みなのです。この方法により、可能な

図表7.7

### 代償休息の充当余地時間

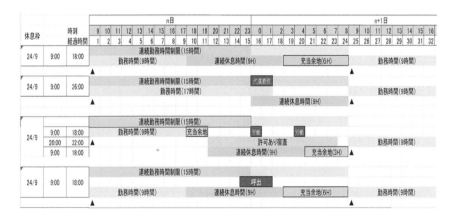

第7章　医師の働き方改革は「就業管理システム」で推進する

限り過不足なく効率的に代償休息を消化していただき、それでも対処しきれない部分のみを人手で対応するといった効率的な運用をしております。

## (3) 休日への代償休息の充当

現在のところ、関係法令では予め設定されている法定休日および所定休日（以下、「休日」という。）への代償休息の充当については、一律的に認めないとはされていませんので、医師の健康に配慮した上であれば可能であると考えられます。しかし、休日への代償休息の充当を可能とすると働き方改革の意義が薄れてしまうのではないかと私たちは懸念しています。何故かというと、例えば土日が休日で、就業時間が9時～18時（1時間の休憩）の事業所においては、代償休息の充当が可能な時間として、毎週54時間が発生することになるからです。

詳しく説明すると、例えば、月曜日の0時から始業までの9時間は労働基準法上、平日の扱いとなりますので、代償休息への充当が可能と考えられます。これら9時間に加えて、土・日に発生する45時間[10]を合算すると毎週54時間の「充当余地時間」が発生するため、働き方改革の意義が薄れてしまうのではないかと考えております。近い将来、代償休息の充当先の取扱いが法令上厳格になることも考えられることから"タイム・ワークス"では、代償休息が充当できる範囲が柔軟に変更できるよう設定しております。

## (4) 代償休息の付与状況を把握する仕組み

勤務予定どおりに労働が行われた場合、どの程度、代償休息時間への充当が可能になるのか、充当余地時間についても予測計算を行います。充当余地時間が足りないならば、必要に応じて代償休息を付与できるような健康に配慮した運用をしています。代償休息時間および充当余地時間は、副業・兼業先における医療機関での労働時間を合算して自動計算され、常に最新の情報が医師本人

---

10：土曜日については金曜日の18時から9時間の連続した休息を取得すると、土曜日の午前3時にさしかかるため土曜日の充当余地時間は24時間－3時間で21時間となる。

7.5 勤務間インターバルと代償休息の管理

や上司へ通知されます。このような代償休息時間、充当余地時間およびその相殺時間（差し引き時間）の情報については、日々の勤務表や月報等に表示することができます。また、お知らせ情報として、システムのトップ画面にメッセージを自動で出すことも行っています。メッセージを出すことにより、なるべく速やかに代償休息を付与するといった運用が可能となります（図表7.8）。

図表7.8

### 代償休息のお知らせ

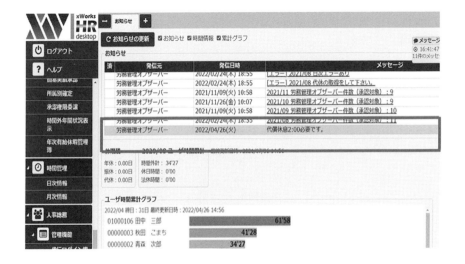

### (5) 労働時間を通算した勤務間インターバルの確保

代償休息は、原則「15時間の連続勤務時間制限」を超えた場合に発生しますが、「許可なし宿日直」の場合は、「28時間の連続勤務時間制限」を超えた場合に発生します。

"タイム・ワークス"では「15時間の連続勤務時間制限」を原則としつつ、「28時間の連続勤務時間制限」による場合には、例外措置の設定へ切り替えることにより対応しています。代償休息時間は副業・兼業先の医療機関における

173

第7章　医師の働き方改革は「就業管理システム」で推進する

実労働時間によっても左右されます。副業・兼業先の勤務実績の報告は、例えば月末にまとめて報告された場合等は、あとで代償休息時間が発生する可能性があるため好ましくありません。副業・兼業先の労働時間も含めて、追加的健康確保措置に対応しなければなりませんので、医師は副業・兼業先の勤務が終了次第、勤務実績を"タイム・ワークス"に入力し（**図表7.9**）、少なくとも週1回は代償休息時間について確認する運用となっています。

図表7.9

## 外勤の実施入力

**週間外勤申請**

申請する行にチェックを入れてください。
一日最大2回まで申請できます。

| * | 日付 | 外勤時間1 | | | | | | 外勤先名称1 | 勤務形態1 | 外勤時間2 | | | | | | 外勤先名称2 | 勤務形態2 |
|---|---|---|---|---|---|---|---|---|---|---|---|---|---|---|---|---|---|
| | | 勤務開始 | ~ 勤務終了 | 勤務時間 | 休憩時間 | 途中労務 | 途中休憩 | | | 勤務開始 | ~ 勤務終了 | 勤務時間 | 休憩時間 | 途中労務 | 途中休憩 | | |
| 記入者→ | 日付を指定してください | 0900 (9:00) | ~ 1730 (17:30) | 0730 (7:30) | 0100 (1'00) | 0100 (1'00) | 0100 (1'00) | 御茶ノ水駅前クリニック | 実施した勤務内容を選択してください | 0900 (9:00) | ~ 1730 (17:30) | 0730 (7:30) | 0100 (1'00) | 0100 (1'00) | 0100 (1'00) | 御茶ノ水駅前クリニック | 実施した勤務内容を選択してください |
| | ◀ 2023/01/12(木) | | ~ | | | | | | 外勤実施 ∨ | | ~ | | | | | | 外勤実施 ∨ |
| | 2023/01/○○(○) | | ~ | | | | | | 外勤実施 ∨ | | | | | | | | 外勤実施 ∨ |
| | 2023/01/○○(○) | | ~ | | | | | | 外勤実施 ∨ | | | | | | | | 外勤実施 ∨ |
| | 2023/01/○○(○) | | ~ | | | | | | 外勤実施 ∨ | | | | | | | | 外勤実施 ∨ |
| | 2023/01/○○(○) | | ~ | | | | | | 外勤実施 ∨ | | | | | | | | 外勤実施 ∨ |
| | 2023/01/○○(○) | | ~ | | | | | | 外勤実施 ∨ | | | | | | | | 外勤実施 ∨ |

　副業・兼業先における労働時間は、法定労働時間、法定外労働時間に分けて管理することが必要なのですが、実際の運用は、管理の手間等を考慮して、法定外労働時間として管理している医療機関が多いようです。

　"タイム・ワークス"では主に勤務する医療機関と副業・兼業先の医療機関における労働時間を通算して、時間外労働の上限規制の上限を超えないように管理しつつ、主たる医療機関の労働時間については36協定で協定する上限を超えないよう管理をしています。加えて、4週4休の確認、休日出勤と代替休日および振替休日等の管理も必要です。このような医師の複雑な労働時間、休息時間の管理は就業管理システムなしでは、ほぼ不可能であると思われます。

174

## 7.6 勤務状況をフィードバックする仕組み

### (1) 警告メッセージ機能

　医療機関勤務環境評価センターのガイドラインでは、「月の時間外・休日労働が155時間を超えた医師を月単位で把握する仕組み」、「年間の時間外・休日労働が960時間超1,860時間以下の医師の人数・割合・属性」、「年間の時間外・休日労働が1,860時間超の医師の人数・割合・属性」の抽出が必要とされています。"タイム・ワークス"の労務管理オブザーバー＆アドバイザー機能として、予め指定された時間外労働時間を超えた職員を発見すると、自動的に警告メッセージを出すことが可能です（図表7.10）。36協定で協定する上限時間を超えた時間外をさせることがないよう、前日までに時間外労働時間を集計し、予め指定された複数段階で指定した数値に達する度に、当該職員およびその上司に警告メッセージを通知します。また、それは電子メールによる通知も可能です。通常の退勤時刻より大幅に遅れた退勤時刻が続いた場合は、警告メッセージが表示されます。警告メッセージにより、職員の健康確保への配慮

図表7.10

### 警告メッセージ

| 従業員番号 | 従業員氏名 | 期間 | 種別 | メッセージ |
|---|---|---|---|---|
| 00000002 | 青森 林檎 | 2022/11 | 警告 | 年間上限(例外)が上限に近づいています(793'53) |
| 00000002 | 青森 林檎 | 2022/11 | 警告 | 今月の時間外はあと6'07以内にしてください |
| 00000002 | 青森 林檎 | 2022/11 | 警告 | 通算年間上限(例外)が上限に近づいています(803'29) |
| 00000003 | 岩手 椀子 | 2022/11 | 警告 | 時間外(例外)が上限に近づいています(81'51) |
| 00000003 | 岩手 椀子 | 2022/11 | 警告 | 今月の時間外はあと0'00以内にしてください |
| 00000003 | 岩手 椀子 | 2022/11 | 警告 | 年休取得不足。あと2ヵ月で5日取得してください。 |
| 00000005 | 秋田 こまち | 2022/11 | 警告 | 時間外(例外)が上限に近づいています(91'51) |
| 00000005 | 秋田 こまち | 2022/11 | 警告 | 今月の時間外はあと0'00以内にしてください |
| 00000005 | 秋田 こまち | 2022/11 | 警告 | 年休取得不足。あと1ヵ月で1日取得してください。 |

第7章　医師の働き方改革は「就業管理システム」で推進する

を促します。部下が時間外の申請を定期的に行っていても、上司の承認行為が滞っている場合等についても、そのメッセージを上司へ通知し、承認行為を急いでもらうような対応もしています。

休暇管理については半日・時間単位別で管理しています。有給休暇取得が進んでいるかどうかの進捗状況のチェックが行われます。例えば、半年で2日しか取得できていない場合等には、有給休暇の取得が進んでいないと評価され、警告メッセージが表示されます。また有給休暇取得率ランキングの下位の職員へも、その取得を促すメッセージも表示されます。

追加的健康確保措置には、勤務間インターバル等の確保のほかに、医師の面接指導が義務付けられました。これは月に100時間以上の時間外・休日労働が見込まれる医師（以下、「面接指導対象医師」という。）を抽出し、時間外・休日労働が月100時間以上となる前に、睡眠および疲労の状況等について確認し、面接指導実施医師の面接を受けなければならないというものです。"タイム・ワークス"では、面接指導対象医師をシステム側が自動的に発見し、当該医師および上司の「お知らせ画面」に表示がされます（**図表7.11**）。

**図表7.11**

### 面接指導対象医師の発見

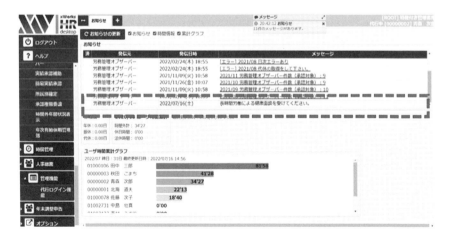

7.6　勤務状況をフィードバックする仕組み

　面談完了の情報を登録すると、翌日のお知らせ画面から表示が消去されます。このように、様々な条件下で日々の勤務データを監視し、適切なタイミングで警告メッセージや通知がされる仕組みにより、常に忙しい医師のサポートを担っています。

## (2) データ抽出とレポート機能

　代償休息の管理についても、新たな代償休息が発生したり、逆に代償休息の付与が進んだりしながら、データがその都度、更新されます。それらの時系列な情報についてもシステムに記録されているので、その情報をもとに所属別等で集計を行うことや、代償休息の発生頻度が高い所属を把握し、それを業務改善へご利用いただくことが可能です（**図表 7.12**）。また、様々な条件下でのデータ抽出や集計を可能とするレポート機能も用意しております（**図表 7.13**）。

　2019 年からスタートした政府の働き方改革推進により、医師等一部の職種・業種を除き、時間外労働の上限規制（以下、「一般則の時間外労働の上限規制」という。）が導入されました。一般則の時間外労働の上限規制には、法定休日の労働時間を除く法定外労働時間数の上限が設定されたうえで、法定外労働時

図表 7.12

## 代償休息の管理

| 社員番号 ▲ | 社員氏名 | 所属名 | 社内資格 | 当月代償義務 | 前月代償義務 | 代償義務 |
|---|---|---|---|---|---|---|
| 01006261 | 大谷　彩 | 看護部 | 準C | | | |
| 01006650 | 内藤　麻美 | 看護部 | 準C | | | |
| 01007092 | 黒田　白子 | 看護部 | 準C | | | |
| 01007387 | 松浦　あゆみ | 看護部 | 準C | | | |
| 01010097 | 本間　誠一 | 診察部 | 社員 | 5'30 | | 20'50 |
| 01010214 | 大森　薫 | 診察部 | 社員 | | | 3'00 |
| 01010233 | 小泉　良 | 診察部 | 社員 | | | |
| 01010277 | 南　知子 | 診察部 | 社員 | | | |

所属　100100 ☑下位を含む　東東京病院
集計方法 合計∨　🔍サーチ　⚙サーチ条件設定　⚙固定列の設定

177

第 7 章　医師の働き方改革は「就業管理システム」で推進する

図表 7.13

## 様々な条件下のレポート機能

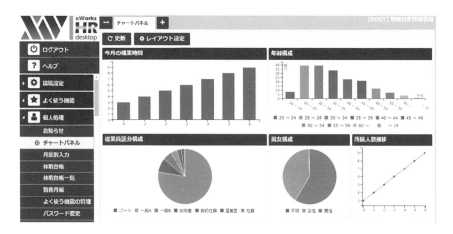

図表 7.14

## 時間外複数月平均の自動計算機能

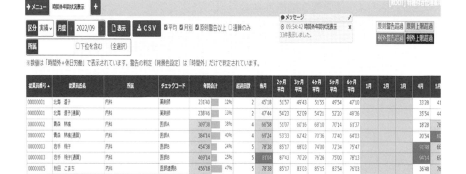

7.6 勤務状況をフィードバックする仕組み

間数の複数月平均にも上限が設定されています。

医師の場合、そのような複雑な仕組みにはなっていませんが、将来は同様の仕組みが導入される可能性が全くないわけではないと考えています。"タイム・ワークス"では事前警告として、複数月平均も自動計算し、見込み計算機能として、このペースで残業を行うと1年経過した後はどのくらいの法定外労働時間数になるのかを予測できる機能も提供しています（**図表7.14**）。

# 巻末資料

資料1

医師、看護師等の宿日直許可基準について
（令和元年7月1日　基発0701 第8号）

資料2

医師の研鑽に係る労働時間に関する考え方について
（令和元年7月1日　基発0701 第9号）

資料3

医師等の宿日直許可基準及び医師の研鑽に係る労働時間に
関する考え方についての運用に当たっての留意事項について
（令和元年7月1日　基監発0701 第1号）

資料4

医師等の宿日直許可基準及び医師の研鑽に係る労働時間に
関する考え方についての運用に当たっての留意事項について
（令和6年1月15日　改正 基監発0115 第2号）

巻末資料

基　発　0701　第　8　号
令和元年7月1日

都道府県労働局長　殿

厚生労働省労働基準局長
（公　印　省　略）

医師、看護師等の宿日直許可基準について

　医師、看護師等（以下「医師等」という。）の宿日直勤務については、一般
の宿日直の場合と同様に、それが通常の労働の継続延長である場合には宿日
直として許可すべきものでないことは、昭和22年9月13日付け発基第17号通
達に示されているところであるが、医師等の宿日直についてはその特性に鑑
み、許可基準の細目を次のとおり定める。
　なお、医療法（昭和23年法律第205号）第16条には「医業を行う病院の管理
者は、病院に医師を宿直させなければならない」と規定されているが、その
宿直中の勤務の実態が次に該当すると認められるものについてのみ労働基準
法施行規則（昭和22年厚生省令第23号。以下「規則」という。）第23条の許
可を与えるようにされたい。
　本通達をもって、昭和24年3月22日付け基発第352号「医師、看護婦等の宿
直勤務について」は廃止するため、了知の上、取扱いに遺漏なきを期された
い。

記

1　医師等の宿日直勤務については、次に掲げる条件の全てを満たし、かつ、
　宿直の場合は夜間に十分な睡眠がとり得るものである場合には、規則第23
　条の許可（以下「宿日直の許可」という。）を与えるよう取り扱うこと。
⑴　通常の勤務時間の拘束から完全に解放された後のものであること。す
　なわち、通常の勤務時間終了後もなお、通常の勤務態様が継続している
　間は、通常の勤務時間の拘束から解放されたとはいえないことから、そ
　の間の勤務については、宿日直の許可の対象とはならないものであるこ

1

182

と。

(2) 宿日直中に従事する業務は、一般の宿日直業務以外には、特殊の措置を必要としない軽度の又は短時間の業務に限ること。例えば、次に掲げる業務等をいい、下記2に掲げるような通常の勤務時間と同態様の業務は含まれないこと。

- 医師が、少数の要注意患者の状態の変動に対応するため、問診等による診察等（軽度の処置を含む。以下同じ。）や、看護師等に対する指示、確認を行うこと
- 医師が、外来患者の来院が通常想定されない休日・夜間（例えば非輪番日であるなど）において、少数の軽症の外来患者や、かかりつけ患者の状態の変動に対応するため、問診等による診察等や、看護師等に対する指示、確認を行うこと
- 看護職員が、外来患者の来院が通常想定されない休日・夜間（例えば非輪番日であるなど）において、少数の軽症の外来患者や、かかりつけ患者の状態の変動に対応するため、問診等を行うことや、医師に対する報告を行うこと
- 看護職員が、病室の定時巡回、患者の状態の変動の医師への報告、少数の要注意患者の定時検脈、検温を行うこと

(3) 上記(1)、(2)以外に、一般の宿日直の許可の際の条件を満たしていること。

2　上記1によって宿日直の許可が与えられた場合において、宿日直中に、通常の勤務時間と同態様の業務に従事すること（医師が突発的な事故による応急患者の診療又は入院、患者の死亡、出産等に対応すること、又は看護師等が医師にあらかじめ指示された処置を行うこと等）が稀にあったときについては、一般的にみて、常態としてほとんど労働することがない勤務であり、かつ宿直の場合は、夜間に十分な睡眠がとり得るものである限り、宿日直の許可を取り消す必要はないこと。また、当該通常の勤務時間と同態様の業務に従事する時間について労働基準法（昭和22年法律第49号。以下「法」という。）第33条又は第36条第1項による時間外労働の手続がとられ、法第37条の割増賃金が支払われるよう取り扱うこと。

したがって、宿日直に対応する医師等の数について、宿日直の際に担当する患者数との関係又は当該病院等に夜間・休日に来院する急病患者の発生率との関係等からみて、上記のように通常の勤務時間と同態様の業務に従事することが常態であると判断されるものについては、宿日直の許可を与えることはできないものであること。

3　宿日直の許可は、一つの病院、診療所等において、所属診療科、職種、

巻末資料

時間帯、業務の種類等を限って与えることができるものであること。例えば、医師以外のみ、医師について深夜の時間帯のみといった許可のほか、上記1⑵の例示に関して、外来患者の対応業務については許可基準に該当しないが、病棟宿日直業務については許可基準に該当するような場合については、病棟宿日直業務のみに限定して許可を与えることも可能であること。

4　小規模の病院、診療所等においては、医師等が、そこに住み込んでいる場合があるが、この場合にはこれを宿日直として取り扱う必要はないこと。

　　ただし、この場合であっても、上記2に掲げるような通常の勤務時間と同態様の業務に従事するときには、法第33条又は第36条第1項による時間外労働の手続が必要であり、法第37条の割増賃金を支払わなければならないことはいうまでもないこと。

3

基 発 0701 第 9 号
令和元年7月1日

都道府県労働局長　殿

厚生労働省労働基準局長
（公　印　省　略）

医師の研鑽に係る労働時間に関する考え方について

　医療機関等に勤務する医師（以下「医師」という。）が、診療等その本来業務の傍ら、医師の自らの知識の習得や技能の向上を図るために行う学習、研究等（以下「研鑽」という。）については、労働時間に該当しない場合と労働時間に該当する場合があり得るため、医師の的確な労働時間管理の確保等の観点から、今般、医師の研鑽に係る労働時間該当性に係る判断の基本的な考え方並びに医師の研鑽に係る労働時間該当性の明確化のための手続及び環境整備について、下記のとおり示すので、その運用に遺憾なきを期されたい。

記

1　所定労働時間内の研鑽の取扱い
　　所定労働時間内において、医師が、使用者に指示された勤務場所（院内等）において研鑽を行う場合については、当該研鑽に係る時間は、当然に労働時間となる。

2　所定労働時間外の研鑽の取扱い
　　所定労働時間外に行う医師の研鑽は、診療等の本来業務と直接の関連性なく、かつ、業務の遂行を指揮命令する職務上の地位にある者（以下「上司」という。）の明示・黙示の指示によらずに行われる限り、在院して行う場合であっても、一般的に労働時間に該当しない。
　　他方、当該研鑽が、上司の明示・黙示の指示により行われるものである場合には、これが所定労働時間外に行われるものであっても、又は診療等

1

巻末資料

の本来業務との直接の関連性なく行われるものであっても、一般的に労働時間に該当するものである 。

　所定労働時間外において医師が行う研鑽については、在院して行われるものであっても、上司の明示・黙示の指示によらずに自発的に行われるものも少なくないと考えられる。このため、その労働時間該当性の判断が、当該研鑽の実態に応じて適切に行われるよう、また、医療機関等における医師の労働時間管理の実務に資する観点から、以下のとおり、研鑽の類型ごとに、その判断の基本的考え方を示すこととする。

(1)　一般診療における新たな知識、技能の習得のための学習

　　ア　研鑽の具体的内容

　　　　例えば、診療ガイドラインについての勉強、新しい治療法や新薬についての勉強、自らが術者等である手術や処置等についての予習や振り返り、シミュレーターを用いた手技の練習等が考えられる。

　　イ　研鑽の労働時間該当性

　　　　業務上必須ではない行為を、自由な意思に基づき、所定労働時間外に、自ら申し出て、上司の明示・黙示による指示なく行う時間については、在院して行う場合であっても、一般的に労働時間に該当しないと考えられる。

　　　　ただし、診療の準備又は診療に伴う後処理として不可欠なものは、労働時間に該当する。

(2)　博士の学位を取得するための研究及び論文作成や、専門医を取得するための症例研究や論文作成

　　ア　研鑽の具体的内容

　　　　例えば、学会や外部の勉強会への参加・発表準備、院内勉強会への参加・発表準備、本来業務とは区別された臨床研究に係る診療データの整理・症例報告の作成・論文執筆、大学院の受験勉強、専門医の取得や更新に係る症例報告作成・講習会受講等が考えられる。

　　イ　研鑽の労働時間該当性

　　　　上司や先輩である医師から論文作成等を奨励されている等の事情があっても、業務上必須ではない行為を、自由な意思に基づき、所定労働時間外に、自ら申し出て、上司の明示・黙示による指示なく行う時間については、在院して行う場合であっても、一般的に労働時間に該当しないと考えられる。

　　　　ただし、研鑽の不実施について就業規則上の制裁等の不利益が課されているため、その実施を余儀なくされている場合や、研鑽が業務上必須である場合、業務上必須でなくとも上司が明示・黙示の指示をし

2

て行わせる場合は、当該研鑽が行われる時間については労働時間に該当する。

　　上司や先輩である医師から奨励されている等の事情があっても、自由な意思に基づき研鑽が行われていると考えられる例としては、次のようなものが考えられる。

・　勤務先の医療機関が主催する勉強会であるが、自由参加である
・　学会等への参加・発表や論文投稿が勤務先の医療機関に割り当てられているが、医師個人への割当はない
・　研究を本来業務とはしない医師が、院内の臨床データ等を利用し、院内で研究活動を行っているが、当該研究活動は、上司に命じられておらず、自主的に行っている

(3)　手技を向上させるための手術の見学

　ア　研鑽の具体的内容

　　例えば、手術・処置等の見学の機会の確保や症例経験を蓄積するために、所定労働時間外に、見学（見学の延長上で診療（診療の補助を含む。下記イにおいて同じ。）を行う場合を含む。）を行うこと等が考えられる。

　イ　研鑽の労働時間該当性

　　上司や先輩である医師から奨励されている等の事情があったとしても、業務上必須ではない見学を、自由な意思に基づき、所定労働時間外に、自ら申し出て、上司の明示・黙示による指示なく行う場合、当該見学やそのための待機時間については、在院して行う場合であっても、一般的に労働時間に該当しないと考えられる。

　　ただし、見学中に診療を行った場合については、当該診療を行った時間は、労働時間に該当すると考えられ、また、見学中に診療を行うことが慣習化、常態化している場合については、見学の時間全てが労働時間に該当する。

3　事業場における研鑽の労働時間該当性を明確化するための手続及び環境の整備

　　研鑽の労働時間該当性についての基本的な考え方は、上記1及び2のとおりであるが、各事業場における研鑽の労働時間該当性を明確化するために求められる手続及びその適切な運用を確保するための環境の整備として、次に掲げる事項が有効であると考えられることから、研鑽を行う医師が属する医療機関等に対し、次に掲げる事項に取り組むよう周知すること。

(1)　医師の研鑽の労働時間該当性を明確化するための手続

巻末資料

　医師の研鑽については、業務との関連性、制裁等の不利益の有無、上司の指示の範囲を明確化する手続を講ずること。例えば、医師が労働に該当しない研鑽を行う場合には、医師自らがその旨を上司に申し出ることとし、当該申出を受けた上司は、当該申出をした医師との間において、当該申出のあった研鑽に関し、
・　本来業務及び本来業務に不可欠な準備・後処理のいずれにも該当しないこと
・　当該研鑽を行わないことについて制裁等の不利益はないこと
・　上司として当該研鑽を行うよう指示しておらず、かつ、当該研鑽を開始する時点において本来業務及び本来業務に不可欠な準備・後処理は終了しており、本人はそれらの業務から離れてよいこと
について確認を行うことが考えられる。

(2)　医師の研鑽の労働時間該当性を明確化するための環境の整備
　上記(1)の手続について、その適切な運用を確保するため、次の措置を講ずることが望ましいものであること。
　ア　労働に該当しない研鑽を行うために在院する医師については、権利として労働から離れることを保障されている必要があるところ、診療体制には含めず、突発的な必要性が生じた場合を除き、診療等の通常業務への従事を指示しないことが求められる。また、労働に該当しない研鑽を行う場合の取扱いとしては、院内に勤務場所とは別に、労働に該当しない研鑽を行う場所を設けること、労働に該当しない研鑽を行う場合には、白衣を着用せずに行うこととすること等により、通常勤務ではないことが外形的に明確に見分けられる措置を講ずることが考えられること。手術・処置の見学等であって、研鑽の性質上、場所や服装が限定されるためにこのような対応が困難な場合は、当該研鑽を行う医師が診療体制に含まれていないことについて明確化しておくこと。
　イ　医療機関ごとに、研鑽に対する考え方、労働に該当しない研鑽を行うために所定労働時間外に在院する場合の手続、労働に該当しない研鑽を行う場合には診療体制に含めない等の取扱いを明確化し、書面等に示すこと。
　ウ　上記イで書面等に示したことを院内職員に周知すること。周知に際しては、研鑽を行う医師の上司のみではなく、所定労働時間外に研鑽を行うことが考えられる医師本人に対してもその内容を周知し、必要な手続の履行を確保すること。
　また、診療体制に含めない取扱いを担保するため、医師のみではな

4

188

く、当該医療機関における他の職種も含めて、当該取扱い等を周知すること。

エ　上記(1)の手続をとった場合には、医師本人からの申出への確認や当該医師への指示の記録を保存すること。なお、記録の保存期間については、労働基準法（昭和22年法律第49号）第109条において労働関係に関する重要書類を３年間保存することとされていることも参考として定めること。

巻末資料

基監発0701第 1 号
令和元年 7 月 1 日

都道府県労働基準部長 殿

厚生労働省労働基準局監督課長
（　契　印　省　略　）

医師等の宿日直許可基準及び医師の研鑽に係る労働時間に関する
考え方についての運用に当たっての留意事項について

　令和元年 7 月 1 日付け基発0701第 8 号「医師、看護師等の宿日直基準について」（以下「医師等の宿日直許可基準通達」という。）及び令和元年 7 月 1 日付け基発0701第 9 号「医師の研鑽に係る労働時間に関する考え方について」（以下「医師の研鑽に係る労働時間通達」という。）が発出され、医師・看護師等（以下「医師等」という。）の宿日直基準の明確化及び医師の研鑽に係る労働時間に関する考え方が示されたところである。
　両通達は、平成31年 3 月28日に取りまとめられた「医師の働き方改革に関する検討会報告書」（以下「報告書」という。）を踏まえて、解釈の明確化を図ったものであり、これまでの労働基準法（昭和22年法律第49号）の取扱いを変更するものではないが、両通達の運用に当たって留意すべき事項を下記に示すので、その運用に当たっては遺憾なきを期されたい。

記

第 1　医師等の宿日直許可基準通達の取扱いについて
　1　趣旨
　　　報告書において、「医師等の当直のうち、断続的な宿直として労働時間等の規制が適用されないものに係る労働基準監督署長の許可基準については、現状を踏まえて実効あるものとする必要がある。」との意見が示されたことを踏まえ、労働基準監督署長による医師等の宿日直の許可の基準を明確化の上、改めて示されたものである。

1

2 医師等の宿日直許可基準通達の運用における留意事項

　医師等の宿日直許可基準通達については、昭和24年3月22日付け基発第352号「医師、看護婦等の宿直勤務について」の考え方を明確化したものであり、これによって従前の許可基準を変更するものではなく、対象となる職種についても、従前と変更はない。

　具体的には、許可対象である「特殊の措置を必要としない軽度の、又は短時間の業務」について、近年の医療現場における実態を踏まえて具体的に例示したものが、医師等の宿日直許可基準通達の記の1⑵において示されたところである。なお、医師等の宿日直許可基準通達の記の1⑵に示されている例示における「看護職員」については、業務を行う主体を当該例示において掲げられている業務を行う職種に限っているものである。

第2　医師の研鑽に係る労働時間通達の取扱いについて
　1　趣旨

　医師の働き方改革に関する検討会においては、「医師の研鑽については、医学は高度に専門的であることに加え、日進月歩の技術革新がなされており、そのような中、個々の医師が行う研鑽が労働であるか否かについては、当該医師の経験、業務、当該医療機関が当該医師に求める医療提供の水準等を踏まえて、現場における判断としては、当該医師の上司がどの範囲を現在の業務上必須と考え指示を行うかによらざるを得ない。」とされている。

　また、同検討会の報告書では、「医師については、自らの知識の習得や技能の向上を図る研鑽を行う時間が労働時間に該当するのかについて、判然としないという指摘がある。このため、医師の研鑽の労働時間の取扱いについての考え方と『労働に該当しない研鑽』を適切に取り扱うための手続を示すことにより、医療機関が医師の労働時間管理を適切に行えるように支援していくことが重要である」とされたところである。

　このような同検討会における検討結果に基づき、医師の研鑽の実態を踏まえ、医師の研鑽に係る労働時間通達において、医師本人及び当該医師の労働時間管理を行う上司を含む使用者が、研鑽のうち労働時間に該当する範囲を明確に認識し得るよう、研鑽の労働時間該当性に関する基本的な考え方とともに、労働時間該当性を明確化するための手続等が示されたところである。

　2　医師の研鑽に係る労働時間通達の運用における留意事項

巻末資料

ア　医師の研鑽に係る労働時間通達と「労働時間の適正な把握のために
　使用者が講ずべき措置に関するガイドライン」の関係について
　　　労働時間は、「労働時間の適正な把握のために使用者が講ずべき措
　置に関するガイドライン」（平成29年１月20日策定）において示され
　ているとおり、労働者の行為が使用者の指揮命令下に置かれたものと
　評価することができるか否かにより客観的に定まるものである。この
　考え方は医師についても共通であり、医師の研鑽に係る労働時間通達
　においても、この考え方を変更するものではないこと。
イ　医師の研鑽と宿日直許可基準について
　　　医師の研鑽に係る労働時間通達の記の２により、労働時間に該当し
　ないと判断される研鑽については、当該研鑽が宿日直中に常態的に行
　われているものであったとしても、宿日直許可における不許可事由と
　はならず、又は許可を取り消す事由とはならないものである。
ウ　医師の研鑽に係る労働時間通達の記の３⑴の手続（以下「手続」と
　いう。）について
　・　　上司は、業務との関連性を判断するに当たって、初期研修医、後
　　期研修医、それ以降の医師といった職階の違い等の当該医師の経験、
　　担当する外来業務や入院患者等に係る診療の状況、当該医療機関が
　　当該医師に求める医療提供の水準等を踏まえ、現在の業務上必須か
　　どうかを対象医師ごとに個別に判断するものであること。
　・　　手続は、労働に該当しない研鑽を行おうとする医師が、当該研鑽
　　の内容について月間の研鑽計画をあらかじめ作成し、上司の承認を
　　得ておき、日々の管理は通常の残業申請と一体的に、当該計画に基
　　づいた研鑽を行うために在院する旨を申請する形で行うことも考
　　えられること。
　・　　手続は、労働に該当しない研鑽を行おうとする医師が、当該研鑽
　　のために在院する旨の申し出を、一旦事務職が担当者として受け入
　　れて、上司の確認を得ることとすることも考えられること。
エ　諸経費の支弁と労働時間該当性について
　　　医療機関は、福利厚生の一環として、学会等へ参加する際の旅費等
　諸経費を支弁することは、その費目にかかわらず可能であり、旅費等
　諸経費が支弁されていることは労働時間に該当するかどうかの判断
　に直接関係しないものであること。
オ　医師以外の職種も参加する研鑽
　　　医師の研鑽に係る労働時間通達の記の２に掲げられる研鑽につい
　て、看護師等の医師以外の職種が参加するものであったとしても、当

該研鑽が、労働時間に該当するかどうかの判断に直接関係しないものであること。

巻末資料

基 監 発 0701 第 1 号
令 和 元 年 7 月 1 日
改正　基 監 発 0115 第 2 号
令 和 6 年 1 月 15 日


都道府県労働局労働基準部長　殿


厚生労働省労働基準局監督課長


医師等の宿日直許可基準及び医師の研鑽に係る労働時間に関する
考え方についての運用に当たっての留意事項について

　令和元年7月1日付け基発0701第8号「医師、看護師等の宿日直基準について」（以下「医師等の宿日直許可基準通達」という。）及び令和元年7月1日付け基発0701第9号「医師の研鑽に係る労働時間に関する考え方について」（以下「医師の研鑽に係る労働時間通達」という。）が発出され、医師・看護師等（以下「医師等」という。）の宿日直基準の明確化及び医師の研鑽に係る労働時間に関する考え方が示されたところである。
　両通達は、平成31年3月28日に取りまとめられた「医師の働き方改革に関する検討会報告書」（以下「報告書」という。）を踏まえて、解釈の明確化を図ったものであり、これまでの労働基準法（昭和22年法律第49号）の取扱いを変更するものではないが、両通達の運用に当たって留意すべき事項を下記に示すので、その運用に当たっては遺憾なきを期されたい。

記

第1　医師等の宿日直許可基準通達の取扱いについて
　1　趣旨
　　　報告書において、「医師等の当直のうち、断続的な宿直として労働時間等の規制が適用されないものに係る労働基準監督署長の許可基準については、現状を踏まえて実効あるものとする必要がある。」との意見が示されたことを踏まえ、労働基準監督署長による医師等の宿日直の許可の基準を明確化の上、改めて示されたものである。

1

2 医師等の宿日直許可基準通達の運用における留意事項

医師等の宿日直許可基準通達については、昭和24年3月22日付け基発第352号「医師、看護婦等の宿直勤務について」の考え方を明確化したものであり、これによって従前の許可基準を変更するものではなく、対象となる職種についても、従前と変更はない。

具体的には、許可対象である「特殊の措置を必要としない軽度の、又は短時間の業務」について、近年の医療現場における実態を踏まえて具体的に例示したものが、医師等の宿日直許可基準通達の記の1(2)において示されたところである。なお、医師等の宿日直許可基準通達の記の1(2)に示されている例示における「看護職員」については、業務を行う主体を当該例示において掲げられている業務を行う職種に限っているものである。

第2 医師の研鑽に係る労働時間通達の取扱いについて
1 趣旨

医師の働き方改革に関する検討会においては、「医師の研鑽については、医学は高度に専門的であることに加え、日進月歩の技術革新がなされており、そのような中、個々の医師が行う研鑽が労働であるか否かについては、当該医師の経験、業務、当該医療機関が当該医師に求める医療提供の水準等を踏まえて、現場における判断としては、当該医師の上司がどの範囲を現在の業務上必須と考え指示を行うかによらざるを得ない。」とされている。

また、同検討会の報告書では、「医師については、自らの知識の習得や技能の向上を図る研鑽を行う時間が労働時間に該当するのかについて、判然としないという指摘がある。このため、医師の研鑽の労働時間の取扱いについての考え方と『労働に該当しない研鑽』を適切に取り扱うための手続を示すことにより、医療機関が医師の労働時間管理を適切に行えるように支援していくことが重要である」とされたところである。

このような同検討会における検討結果に基づき、医師の研鑽の実態を踏まえ、医師の研鑽に係る労働時間通達において、医師本人及び当該医師の労働時間管理を行う上司を含む使用者が、研鑽のうち労働時間に該当する範囲を明確に認識し得るよう、研鑽の労働時間該当性に関する基本的な考え方とともに、労働時間該当性を明確化するための手続等が示されたところである。

巻末資料

2　医師の研鑽に係る労働時間通達の運用における留意事項

ア　医師の研鑽に係る労働時間通達と「労働時間の適正な把握のために使用者が講ずべき措置に関するガイドライン」の関係について

労働時間は、「労働時間の適正な把握のために使用者が講ずべき措置に関するガイドライン」（平成29年1月20日策定）において示されているとおり、労働者の行為が使用者の指揮命令下に置かれたものと評価することができるか否かにより客観的に定まるものである。この考え方は医師についても共通であり、医師の研鑽に係る労働時間通達においても、この考え方を変更するものではないこと。

イ　医師の研鑽と宿日直許可基準について

医師の研鑽に係る労働時間通達の記の2により、労働時間に該当しないと判断される研鑽については、当該研鑽が宿日直中に常態的に行われているものであったとしても、宿日直許可における不許可事由とはならず、又は許可を取り消す事由とはならないものである。

ウ　医師の研鑽に係る労働時間通達の記の3(1)の手続（以下「手続」という。）について

・　上司は、業務との関連性を判断するに当たって、初期研修医、後期研修医、それ以降の医師といった職階の違い等の当該医師の経験、担当する外来業務や入院患者等に係る診療の状況、当該医療機関が当該医師に求める医療提供の水準等を踏まえ、現在の業務上必須かどうかを対象医師ごとに個別に判断するものであること。

・　手続は、労働に該当しない研鑽を行おうとする医師が、当該研鑽の内容について月間の研鑽計画をあらかじめ作成し、上司の承認を得ておき、日々の管理は通常の残業申請と一体的に、当該計画に基づいた研鑽を行うために在院する旨を申請する形で行うことも考えられること。

・　手続は、労働に該当しない研鑽を行おうとする医師が、当該研鑽のために在院する旨の申し出を、一旦事務職が担当者として受け入れて、上司の確認を得ることとすることも考えられること。

エ　諸経費の支弁と労働時間該当性について

医療機関は、福利厚生の一環として、学会等へ参加する際の旅費等諸経費を支弁することは、その費目にかかわらず可能であり、旅費等諸経費が支弁されていることは労働時間に該当するかどうかの判断に直接関係しないものであること。

オ　医師以外の職種も参加する研鑽

医師の研鑽に係る労働時間通達の記の2に掲げられる研鑽につい

て、看護師等の医師以外の職種が参加するものであったとしても、当該研鑽が、労働時間に該当するかどうかの判断に直接関係しないものであること。

カ　大学の附属病院等に勤務する医師の研鑽について

　大学の附属病院等に勤務し、教育・研究を本来業務に含む医師は、医師の研鑽に係る労働時間通達の記の2⑴アの「新しい治療法や新薬についての勉強」や記の2⑵アの「学会や外部の勉強会への参加・発表準備」、「論文執筆」をはじめ、同通達で「研鑽の具体的内容」として掲げられている行為等を、一般的に本来業務として行っている。

　このため、当該医師に関しては、同通達中の「診療等その本来業務」及び「診療等の本来業務」の「等」に、本来業務として行う教育・研究が含まれるものであること。

　この場合の労働時間の考え方として、当該医師が本来業務及び本来業務に不可欠な準備・後処理として教育・研究を行う場合（例えば、大学の医学部等学生への講義、試験問題の作成・採点、学生等が行う論文の作成・発表に対する指導、大学の入学試験や国家試験に関する事務、これらに不可欠な準備・後処理など）については、所定労働時間内であるか所定労働時間外であるかにかかわらず、当然に労働時間となること。また、現に本来業務として行っている教育・研究と直接の関連性がある研鑽を、所定労働時間内において、使用者に指示された勤務場所（院内等）において行う場合については、当該研鑽に係る時間は、当然に労働時間となり、所定労働時間外に上司の明示・黙示の指示により行う場合については、一般的に労働時間に該当すること。

　上記のとおり、当該医師は、同通達で「研鑽の具体的内容」として掲げられている行為等を本来業務として行っているため、研鑽と本来業務の明確な区分が困難な場合が多いことが考えられる。したがって、研鑽の実施に当たっては、本来業務との関連性について、同通達の記の3⑴の「医師の研鑽の労働時間該当性を明確化するための手続」として医師本人と上司の間で円滑なコミュニケーションを取り、双方の理解の一致のために十分な確認を行うことに特に留意する必要があること。

## 【著者略歴】

### 渡辺　徹（わたなべ　とおる）
千葉大学客員准教授
医療労務管理研究会　代表
800床を超える複数の高度急性期病院（日本赤十字社愛知医療センター名古屋第一病院・名古屋第二病院）において事務部長を務めてきた。名古屋第一病院在職中に社会保険労務士の資格を取得。院内の様々な労務管理上の問題解決を図ったことをきっかけに医療機関の労務管理について関心を深めた。
千葉大学医学部附属病院「ちば医経塾」や外資系企業が開催するセミナー等において、医療機関の労務管理に関する講演を行うほか、愛知県看護協会、愛知県立大学大学院の非常勤講師を務めている。2023年より医療機関勤務環境評価センターの労務管理サーベイヤーとして労務監査に取り組んでいる。
また、医療機関の労務管理アドバイザーとして高度急性期病院を中心に支援している。
国家資格等：社会保険労務士、経営管理学修士（MBA）、医療経営士1級、国家資格キャリアコンサルタント
著書：『病院の労務管理者のための実践テキスト』（2019年6月12日、ロギカ書房）『これだけは知っておきたい医師の働き方改革 実践テキスト』（2021年10月5日、ロギカ書房）
※医療労務管理研究会ホームページ：https://iryouroumu.com/

### 川口　潤（かわぐち　じゅん）
アスパワー社労士事務所代表。社会保険労務士。元労働基準監督官。東北大学教育学部卒業。2007年任官後、鹿児島、埼玉、北海道、本省にて勤務。監督官経験を軸により広く労務サポートを行いたいと考え、2019年埼玉局川口署主任監督官を最後に退官し、名古屋市にて開業。
現在、労務顧問、スポット対応問わず、労務トラブル防止のため企業サポートに励んでいる。

### 工藤　祐介（くどう　ゆうすけ）
愛知県社会保険労務士会所属
愛知県社会保険労務士会勤務等部名古屋西支部幹事
《略歴》
日本赤十字社愛知医療センター名古屋第一病院勤務時に、人事部門の管理者として、院内の働き方改革への対応をはじめとした労務管理上の課題解決に取り組んだ。

### 阪野　洋平（ばんの　ようへい）
1999年より愛知県西三河地方にある総合病院にて勤務。
これまでに人事、総務、広報、医事、安全衛生、品質管理、医師臨床研修にかかわる部門を経験。
2024年度より、同一法人の慢性期病院で事務長を務めている。
《資格等》
・社会保険労務士
・2級ファイナンシャル・プランニング技能士
・第一種衛生管理者

### 藤浦　威明（ふじうら　たけあき）
自治体職員。
2019年4月1日付けの人事異動により病院経営管理部管理課総務係配属となる。
管理課総務係において、地方公務員法改正、働き方改革などの職務を行ってきた。働き方改革への対応を行う中で労務管理の知識が必要と感じ社会保険労務士を目指し2022年に社会保険労務士試験に合格した。
病院長始め他の職員の協力を得ながら県内で一番最初に特定地域医療提供機関（B水準）の

指定を取得した。
《資格等》
国家資格等：社会保険労務士
その他：医療労務コンサルタント、市町村職員中央研修所（市町村アカデミー）地方公務員
法研修講師養成講座修了

## 森本 智恵子（もりもと ちえこ）
大学卒業後、税理士事務所にて監査を担当し、出産後育児・介護をしながら会計事務所で企業のアウトソーシング部門を担当。顧問先の「人」に関する相談を多く受けたことをきっかけに社会保険労務士事務所に転職、その年に資格取得し社会保険労務士として手続から相談・役所折衝を担当。15 年以上にわたり経営者や管理職の「困った」や悩みの相談を受け、また一方で中間管理職の悩みや長時間労働の苦しみを自身が体験してきたことから 2016 年 5 月森本社会保険労務士事務所開所時より経営者と従業員が WIN-WIN になる「人財教育」に力を注いできた。現在年間 50 本以上の法律、マナーやハラスメント、女性活躍推進に関する研修をおこなう他、医療機関の PDCA コンサル・相談業務、働き方改革プロジェクトコンサルタントとしても活動。
【講演、研修実績】
厚生労働省、中部経済産業局、ヒューマンアカデミー、全国公益法人協会、日本農村医学会学術総会、愛知県医師会、静岡県医師会、愛知県産婦人科医会、愛知県看護協会、愛知県社会保険協会、愛知県医療勤務環境改善支援センター、医療機関（大学病院、公立病院等）、企業、高校専門学校他
愛知県産婦人科医会会報寄稿、「いきサポ愛知」寄稿、機関誌公益法人掲載、
【国家資格等】
社会保険労務士、AFP、認定登録医業経営コンサルタント、碧南市公平委員会委員就任、厚生労働省委託事業医療労務管理支援事業スーパーバイザー、愛知県医療勤務環境改善支援センター医療労務管理アドバイザー、日本プロフェッショナル講師協会認定講師

## 山内 里佳（やまうち りか）
山内社会保険労務士事務　代表
社会保険労務士資格取得後、愛知労働局労働基準部に 4 年間勤務し、労働時間設定改善、ワーク・ライフ・バランス、看護職の働き方についてなどの周知業務に従事。
現在は顧問先の労務相談、人事労務管理、職務評価制度構築、労働関係法令・社会保険の各種手続き等を行う傍ら、なごやナースキャリアサポートセンターをはじめ、全国各地で労働関係法令、働き方改革、同一労働同一賃金、職務評価制度、パワハラ・セクハラ、女性の活躍促進、育児・介護・病気の治療と仕事の両立支援等、幅広い分野でセミナー講師としても活躍中。
また、日本医師会からの委嘱を受け、医療機関勤務環境評価センターの労務サーベイヤーとして全国を対象に病院の労務監査に携わっている。
《資格等》
特定社会保険労務士、
医療労務コンサルタント、両立支援コーディネーター、
愛知県病院事業運営評価委員

## 渡邊 健司（わたなべ けんじ）
2007 年に弁護士登録し、弁護士法人愛知総合法律事務所にて勤務を開始。
2012 年 11 月から 2014 年 10 月まで県内の大学病院に出向し病院内弁護士として活動する。
出向中は病院内の労務管理、労使紛争、問題従業員対応、懲戒審査、ハラスメント調査、労災対応等、労働法務分野に関する様々な業務を取り扱う。
2014 年 11 月から弁護士法人愛知総合法律事務所に復帰し、病院、クリニック等の医療機関の業務を中心的に取り扱う。労務分野では、医療機関の労働紛争に関し、示談交渉、団体交渉、労働審判・労働訴訟等について医療機関側（使用者側）で対応している。このほか日常

の労務管理、契約書作成、宿日直許可申請、労使紛争の予防に関しても助言を行っている。労働法務分野のほか、医療事故・医療訴訟（医療機関側）、患者クレーム対応、患者未収金回収、個人情報（患者情報）の保護、医療機関の事業承継・M & A など医療機関において発生する法律問題全般を取り扱っている。
※所属先：https://www.aichisogo.or.jp/profile/watanabe_kenji/

**株式会社 WorkVision**
クラウド / パッケージを中心とした IT ソリューションの企画・開発・販売から運用・保守まで一貫して提供している。
ホームページ：https://workvision.net/

## 医師の労働時間短縮と
## 追加的健康確保措置への対応

発 行 日　2024 年 10 月 31 日

編 著 者　渡辺 徹

発 行 者　橋詰 守

発 行 所　株式会社 ロギカ書房
　　　　　〒 101-0062
　　　　　東京都千代田区神田駿河台 3－1－9
　　　　　日光ビル 5 階 B－2 号室
　　　　　Tel 03（5244）5143
　　　　　Fax 03（5244）5144
　　　　　http：//logicashobo.co.jp/

印刷・製本　亜細亜印刷株式会社

定価はカバーに表示してあります。
乱丁・落丁のものはお取り替え致します。
Ⓒ2024　Watanabe Toru
Printed in Japan
978-4-911064-12-2　C2047

全国社会保険労務士会連合会 会長
大野 実 氏 推薦！
医師の働き方改革の課題と解決策がよくわかる必読の書である。

# これだけは 知っておきたい
# 医師の働き方改革 実践テキスト

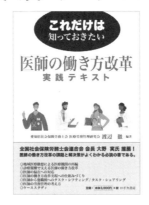

(愛知県社会保険労務士会 医療労務管理研究会)
渡辺 徹 編著

A5判・288頁・並製
定価：3,300（税込）

【主要目次】
Chapter1　医療機関を取り巻く環境の変化
Chapter2　診療報酬で支える医師の働き方改革
Chapter3　医師不足への対応
Chapter4　医師の働き方改革への仕組みづくり
Chapter5　医師から他職種へのタスク・シフティング/タスク シェアリング
Chapter6　医師の労務管理の考え方
Chapter7　「医師の労務管理」の課題は何か（ケーススタディ）

働き方改革に伴う、病院の労務管理の
具体的な問題解決の手法がここにある。

病院長・診療部長・看護部長・看護師長・事務長等、病院幹部必読！！

働き方改革に対応する
# 病院の労務管理者
# のための実践テキスト

名古屋第一赤十字病院経理部長
社会保険労務士
渡辺　徹
A5判・280頁・並製
定価：3,740円（税込）

【主要目次】
第1章　医療機関労務管理の課題
第2章　労働時間管理
第3章　変形労働時間制の運用方法
第4章　労働時間の適切な管理方法
第5章　医療機関が遵守すべき「安全配慮義務」
第6章　ワーク・ライフ・バランス
第7章　医師の働き方改革推進の方向性